腎と薬の
ファーストレッスン

編著

近藤悠希

熊本大学薬学部・大学院生命科学研究部
臨床薬理学分野　准教授

じほう

執筆者一覧

── 編　著 ──

近藤　悠希
熊本大学薬学部・大学院生命科学研究部
臨床薬理学分野

── 執筆者（五十音順）──

井上　彰夫
公益社団法人鹿児島県薬剤師会 薬事情報センター

陳尾　祐介
吉重薬品グループ もみじ薬局

林　八恵子
近江八幡市立総合医療センター薬剤部

吉田　拓弥
特定医療法人仁真会 白鷺病院薬剤科

● 序 文 ●
～本書の作成にあたって～

　まず，数ある腎機能と薬物療法に関する書籍の中から，本書『腎と薬のファーストレッスン』を手にとっていただいたことに，御礼申し上げます。本書は，腎機能を考慮した薬物療法への関与を「これから始めたい！」または「始めてはみたけど，困った事例も出てきた」といった方，特に保険薬局の薬剤師（薬局薬剤師）の方を対象とした，入門書としての位置づけの書籍です。

　近年，検査値が印字された処方箋の発行等を契機として，腎機能を考慮した薬物療法への薬局薬剤師の参画は注目されています。また，慢性腎臓病（CKD）は新たな国民病ともいわれており，薬局薬剤師がCKD患者の薬物療法に関わる機会は，決して珍しくはありません。その一方で，まだまだ薬局薬剤師による腎機能を考慮した薬物療法への関与は完璧とは言い難いのが実情です。もちろん保険薬局では，病院内とは異なり処方箋以外の情報が極端に少なく，関与や介入が難しいのは事実です。しかし，その結果として生じる薬物療法における問題点を，患者に背負わせることは決してあってはなりません。本書はそのような現状をなんとかしたいと思っている方をサポートすることを目的に企画されました。

　本書の企画は，『調剤と情報』に掲載された拙連載「「検査値がわからない！」ところから始める！ 処方監査に必ず活かす！ 実践！ 腎機能チェック」から始まりました。また，本書の作成にあたっては，既存の連載内容を纏めるとともに，より実践的な内容とするため，新たに臨床現場で現在も活躍されている若手の先生方，特に保険薬局での業務経験や保険薬局との連携実績が豊富な先生方に分担執筆として加わっていただきました。これらの先生方により新しく追加された内容は，保険薬局において最初に取り組むべきと考えられる，腎機能に特に注意が必要な外来でも処方される薬剤やその症例を基にしており，薬局薬剤師業務にすぐに活かせることを意識して執筆されています。

　本書が，保険薬局での医薬品適正使用，ひいては腎機能低下患者の有効かつ安全な薬物療法の推進の一助となることを期待して，ご挨拶の言葉とさせていただきます。

2021 年 8 月

熊本大学薬学部・大学院生命科学研究部 臨床薬理学分野

准教授　近藤　悠希

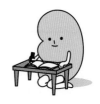

腎と薬のファーストレッスン
CONTENTS

Prologue ⋯⋯⋯⋯⋯⋯⋯⋯⋯⋯⋯⋯⋯⋯⋯⋯⋯⋯⋯⋯⋯⋯ 1

「薬局で腎機能に関するチェックはできない？」の
思い込みをなくそう ⋯⋯⋯⋯⋯⋯⋯⋯⋯⋯⋯⋯⋯⋯ 2

Part 1　いざ介入する前に……
　　　　　腎と薬の基礎知識をきちんと身につけよう ⋯⋯⋯⋯ 15

◗ 腎と薬の基礎知識

　1 腎機能と薬物排泄の関係
　　　〜薬物の腎排泄性を適切に読み取って投与設計に活用する〜 ⋯⋯ 16

　2 腎機能を適切に把握するためのパラメータの使い分け
　　　〜腎機能推算式の特徴を知ろう〜 ⋯⋯⋯⋯⋯⋯⋯⋯ 23

Part 2　腎機能低下患者への薬の適切な使い方を
　　　　　押さえよう ⋯⋯⋯⋯⋯⋯⋯⋯⋯⋯⋯⋯⋯⋯⋯ 33

◗ 総論

　腎機能低下時の薬物治療のポイント ⋯⋯⋯⋯⋯⋯⋯⋯ 34

◗ 薬効別 Lecture

　1 降圧薬・利尿薬 ⋯⋯⋯⋯⋯⋯⋯⋯⋯⋯⋯⋯⋯⋯⋯ 42
　2 抗凝固薬 ⋯⋯⋯⋯⋯⋯⋯⋯⋯⋯⋯⋯⋯⋯⋯⋯⋯ 50

3 抗不整脈薬 58

4 血糖降下薬 66

5 脂質異常症治療薬 78

6 高尿酸血症治療薬 86

7 H₂受容体拮抗薬 94

8 泌尿器科疾患治療薬 102

9 抗菌薬 112

10 抗ウイルス薬 122

11 向精神薬 132

12 解熱鎮痛薬・神経疼痛治療薬・整形外科関連（抗リウマチ薬）···· 138

<u>**Part 3**</u>　**実践！　症例に介入してみよう** ················· 147

◖ **Case**

1 降圧薬・利尿薬

▶▶降圧薬・利尿薬とNSAIDsの併用により腎機能悪化が疑われる高齢女性 ···· 148

2 抗凝固薬

▶▶ダビガトランエテキシラートの過量投与が疑われる高齢女性 ············· 154

3 抗不整脈薬

▶▶シベンゾリンの過量投与が疑われる高齢女性 ····················· 159

4 血糖降下薬

▶▶SGLT2阻害薬が新規処方された肥満の2型糖尿病合併CKD患者 ······· 165

5 脂質異常症治療薬

▶▶脂質異常症に対してスタチンが追加処方された腎移植患者 ············· 172

6 高尿酸血症治療薬

▶▶尿酸値が上昇して，アロプリノールが増量された60歳代男性 ········· 177

7 H₂受容体拮抗薬

▶▶シメチジン投与による血清クレアチニン値上昇が疑われる50歳代男性 ···· 183

8 泌尿器科疾患治療薬
  ▶▶ 脱水による腎前性腎障害とコリン作動性クリーゼが疑われる
     CKD の高齢男性 …………………………………………… **191**

9 抗菌薬
  ▶▶ 膀胱炎によりレボフロキサシンが開始された高齢女性 ………… **198**

10 抗ウイルス薬
  ▶▶ バラシクロビルを通常量処方された CKD 患者 ………………… **205**

11 向精神薬
  ▶▶ せん妄に対して精神科医からチアプリドが過量処方された
     CKD の高齢男性 …………………………………………… **212**

12 解熱鎮痛薬・神経疼痛治療薬・整形外科関連（抗リウマチ薬）
  ▶▶ メトトレキサートの過量投与が疑われる高齢女性 ……………… **219**

Epilogue ………………………………………………………… **227**

  広げよう，つなげよう。実践！　腎機能チェックの輪 ………………… **228**

◖ Column

  ❶ 薬局薬剤師をサポートする処方監査支援システム ……………… **13**
  ❷ 誰かに相談したければ，若手腎臓病薬物療法研究会！ …………… **32**
  ❸ 症例で学び，実践を仮想体験する，ワークショップ ……………… **146**

  索引 …………………………………………………………………… **231**

Prologue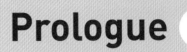

「薬局で腎機能に関するチェックはできない？」の思い込みをなくそう

📣 まずはここだけは押さえる

▶ 腎機能低下患者は小児よりも多い。そのため，小児用量のチェックと同様に腎機能チェックも重要！

▶ 高齢者は少なくとも3人に1人が腎機能低下，つまり「高齢者を見たら腎機能低下を疑え」！

▶ まずは，腎機能に注意が必要な薬剤が処方されている，かつ腎機能低下の可能性が高い患者（CKD関連の併用薬あり，腎機能低下を疑うべき合併症あり等）から始めよう！

● 腎機能に関する処方チェックって薬局薬剤師でも必要なの？

　近年，わが国における慢性腎臓病（chronic kidney disease：CKD）患者の数は，約1,330万人[1]といわれ，この数は，わが国における12歳以下の小児の数（約1,260万人）を上回っています。この数字は，ほぼ全ての薬剤師が取り組んでいるであろう小児薬用量の確認及び処方の適正化と同様，腎機能低下患者の薬物療法の適正化がいかに重要であるかを示しているといえます。

　そして，CKD患者の多くが外来で管理されています。また，現在**院外処方箋発行率が70％を超えている**ことを踏まえると，CKD患者が保険薬局を利用していることは，想像に難くありません。実際，CKD患者に頻用される医薬品がどの程度保険薬局で調剤されているかを，NDBオープンデータを用いて筆者らが推算した結果を**表1**に示します[2]。この結果からは，**球形吸着炭や高リン血症治療薬であるセベラマー塩酸塩といったCKD患者に処方される薬剤の大部分が保険薬局で調剤されている**，すな

表1　CKD患者に頻用される薬剤の院外処方/院内処方の内訳

薬剤名	院外処方の割合	薬局での薬剤費（院外処方）	病院での薬剤費（入院＋院内処方）
クレメジン細粒分包2g（球形吸着炭）	75.3%	¥8,582,588,155	¥2,810,064,687
レナジェル錠250mg（セベラマー塩酸塩）	73.0%	¥2,340,706,587	¥867,160,809
ホスレノール顆粒分包250mg（炭酸ランタン水和物）	64.3%	¥6,926,255,925	¥3,842,461,570
アーガメイト20%ゼリー25g（ポリスチレンスルホン酸カルシウム）	77.2%	¥4,607,058,739	¥1,362,482,657

レセプト情報・特定健診等情報データベース（NDB）をまとめた第1回NDBオープンデータから平成26年度薬剤費の外来受診での院内処方分と院外処方分の薬剤費を算出し，筆者らが作成。

(近藤悠希, *調剤と情報*, 2018;24(1):66より引用)

わち多くのCKD患者が保険薬局を利用している可能性が高いことがわかります。

　また，腎機能は加齢とともに低下するため，高齢者では3人に1人がCKD患者といわれています。**まさに「高齢者を見たら腎機能低下を疑え」**といっても過言ではありません。実際にこれら高齢者に対して，バラシクロビル塩酸塩やファモチジン等がどの程度保険薬局で使用されているかを前述と同様の方法で調査した結果，これらの**腎機能に特に注意が必要な薬剤は7割から8割が保険薬局において使用**されていました[3]。

　これらの状況を踏まえると，**腎機能を考慮した薬物療法への関与は，**「薬局薬剤師でも必要」どころか，「薬局薬剤師こそ必要」と考えられます。

薬局薬剤師による腎機能に関する処方チェックの現状と問題点は？

　ここまでで，薬局薬剤師が腎機能を考慮した薬物療法に関わるべきであるということはわかりました。では，腎機能を考慮した薬物療法へ薬局薬剤師はどの程度関与しているのでしょうか。2010年に東京を中心として実施された調査では，腎機能低下患者に対する腎排泄型薬剤過量投与に関

する疑義照会経験のある保険薬局薬剤師は、わずか28%だったと報告[4]されています。また、筆者らも2013年にWebアンケートにより全国で同様の調査[5]を実施しましたが、病院薬剤師の90%以上が腎機能に関連する疑義照会を実施した経験があったのに対し、薬局薬剤師の割合は50%程度でした。このように、**残念ながら腎機能に基づいた処方監査が保険薬局で確実に実施されているとは言い難い**のが現状です。

　もちろん、保険薬局では**腎機能に基づいた処方チェックを実践しようにも、腎機能を推算するために必要な血清クレアチニン値等の臨床検査値の入手が困難である**という問題があるのは事実です。現在、処方箋の検査値印字等、薬局と病院・診療所間での情報共有が浸透しつつありますが、依然として、何らかの方法にて薬局へ検査値情報を提供している診療所はいまだ10%にも満たない[6]との報告もあります。実際に、筆者らの調査[5]でも**薬局薬剤師の8割以上が腎機能に基づいた処方監査を実施するうえでの問題点として「腎機能に関する検査値情報の入手が困難であること」と感じていました**（図1）。

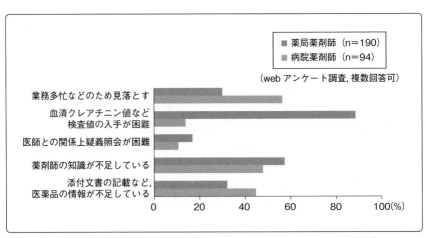

図1　薬剤師が腎排泄型薬剤の処方監査を実施するうえで感じている問題点
（Kondo Y, et al, *BMC Health Serv Res*, 2014;14:615より改変）

視点を変えれば検査値がわからない状況でも できることはある！

　ここまで述べたとおり，保険薬局では腎機能に関する検査値情報の入手が難しいことは事実です。では，保険薬局では腎機能に基づいた処方チェックは実践できないのかというと，筆者はそうは思いません。「**検査値がわからないからできない**」と諦めるのではなく，「**検査値がわからない状況でも何か方法はあるのでは？**」と視点を変えることが重要だと思います。そのためには，**腎機能の検査値があることを前提に処方箋をみるのではなく，「腎機能に基づいたチェックが必要なのは，どのような処方内容や患者なのか？」という視点**（図2）**が必要**です。そうすることで，全患者の腎機能を確認するという，保険薬局では非現実的な方法ではなく，必要に応じて医療機関に疑義照会して腎機能を確認するという，現実的な対応が可能になります。

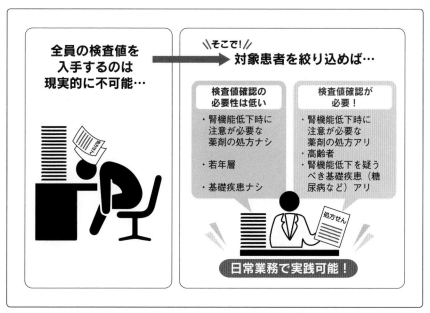

図2　保険薬局で腎機能に基づく処方チェックを行う際に重要な視点
（近藤悠希, *調剤と情報*, 2018;24(1):68より引用）

具体的には，① 腎機能に注意が必要な薬剤が処方されており（特に健常人と同様の通常量で処方）かつ ② 腎機能低下を疑うべき患者（透析患者，高齢者，糖尿病患者等）は，腎機能を確認する必要があるといえます。例えば，バラシクロビル塩酸塩は代表的腎排泄型薬剤であり ① に該当しますが，これまで健康で基礎疾患のない30代男性の帯状疱疹に対して通常量（3,000mg/日）が処方されていたとしても，腎機能を確認する必要はほとんどありません。しかし，同じ処方内容が，90代女性や球形吸着炭（クレメジン®細粒他）を服用中の患者に処方されていた場合，腎機能の確認は必須といえます。

どのような患者に腎機能を確認すべきなのか？

1 CKD関連治療薬を服用している患者

　保険薬局では検査値どころか病名でさえも不明なことは多いですが，**明らかなCKD患者は，併用薬を含めた処方内容に着目することで気づくことが可能**（表2）です。例えば，球形吸着炭はCKDステージG4から開始されることが多く，CKD患者の高リン血症はステージG3以降にリン吸着剤が必要となることがほとんどですので，これらの薬剤を服用している＝腎機能低下患者であると考えることができます。また，万が一患者がお薬手帳等を持参しておらず，併用薬の名称がわからなかったとしても，これらの薬剤は見た目や服用方法が特徴的なものが多いため，患者の印象に残っている場合があります。ですので，表2に示したような患者にわかりやすい言葉で確認する方法も有用であると思われます。

2 高齢者（特に80代以上）

　冒頭で「高齢者を見たら腎機能低下を疑え」と述べたとおり，わが国では，70代の約3割，80代以上では実に約4割がCKDともいわれています。また，諸説ありますが，一般的に30〜40歳以降は糸球体濾過量（glomerular filtration rate：GFR）が年0.5〜1.0mL/min/1.73m^{2}の速度で低下すると

表2　CKD患者に使用される治療薬と服用確認の例

一般名	商品名	適応症	服用確認の方法（例）
球形吸着炭	クレメジン®カプセル，細粒，速崩錠　他	**慢性腎不全**における尿毒症症状の改善及び透析導入の遅延	● 黒い墨のような粉薬を服用していないか ● 併用薬の中に1回10個，服用するカプセルがないか ● 口内で崩壊させ服用する黒い錠剤を使用していないか ● 食間指示，または他剤と時間を空けるように言われている薬がないか
ポリスチレンスルホン酸Ca ポリスチレンスルホン酸Na	ポリスチレンスルホン酸Ca経口ゼリー，ケイキサレート®DS カリメート®散　他	**急性及び慢性腎不全**による高カリウム血症	● カリウムを下げる薬で，ゼリー状の薬を服用していないか ● コップに水を入れて，懸濁して服用する粉薬を服用していないか
沈降炭酸Ca	カルタン®錠　他	保存期及び透析中の**慢性腎不全**患者における高リン血症の改善	● リンを下げる薬を服用していないか ● 食直後または食事中に服用するよう指示を受けた薬を服用していないか
セベラマー塩酸塩 炭酸ランタン水和物 ビキサロマー クエン酸第二鉄水和物	レナジェル®錠 ホスレノール® キックリン®カプセル リオナ®錠	**慢性腎不全**患者における高リン血症の改善	● リンを下げる薬を服用していないか ● 透析をしているかどうかの確認 ● 食直後に服用するよう指示を受けた薬を服用していないか
エポエチン アルファ エポエチン ベータ ダルベポエチン アルファ ロキサデュスタット　他	エスポー® エポジン® ネスプ® エベレンゾ®　他	**腎性貧血** （ただし腎性貧血以外にも適応をもつ薬剤があるので，その可能性も考慮）	● 病院で週に1回，もしくは数回，貧血の注射を受けていないか（エリスロポエチン製剤）

（近藤悠希，他，*Clinical pharmacist*, 2012;4(6):533-538 より改変）

いわれています。したがって，**少なくとも最低限80代の患者に腎排泄型薬剤が通常量で処方されていた場合は，腎機能を確認すべき**といえます。ただし，本来は体格やこれまでの処方等も考慮する必要があるため，もちろん70代だから大丈夫というわけではないので，総合的に判断することが重要です。

3 糖尿病患者（特に罹患歴が長い患者，蛋白尿がある患者）

　糖尿病は腎機能低下を疑うべき代表的な基礎疾患の一つです。近年の報告によると，わが国の新規透析導入患者の主要原疾患の第1位が糖尿病[7]であり，実に全体の4割を占めていますので，処方チェックの観点のみならず，腎機能を確認することが必要であるといえます。ただ，一口に糖尿病患者といっても，現在，糖尿病が強く疑われる者（糖尿病有病者）は約1,000万人[8]に達しているので，その数は非常に膨大です。したがって，本項では，いわゆる糖尿病性腎症の臨床経過に着目して，特に腎機能を確認すべき患者を見逃さないためのポイントを解説します（**図3**）。

　典型的な糖尿病性腎症の場合，初期の段階では輸入細動脈の拡張等により糸球体過剰濾過が起こるため，一過性に腎機能が上昇しています。その

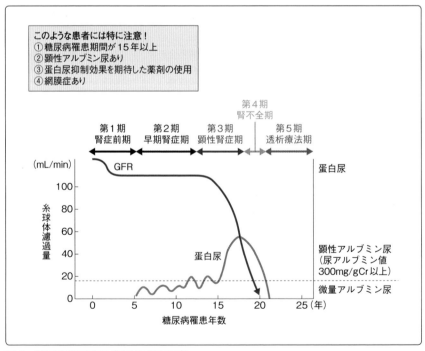

図3　糖尿病性腎症の典型的臨床経過

（近藤悠希, *調剤と情報*, 2018;24(4):51より引用）

後，糖尿病罹患期間15〜20年を経過した後に，一気に腎機能障害が進行します。したがって，**糖尿病罹患期間が長い（15〜20年）ことは腎機能低下を疑うべきポイント**といえます（治療開始からの期間ではないことには注意しましょう）。また，この腎機能障害の進行に先んじて，微量アルブミン尿（尿アルブミン値；30〜299mg/g Cr）がみられ，顕性アルブミン尿（300mg/g Cr以上）が発現し，腎機能障害が進行することが多いため，**アルブミン尿の存在も腎機能低下を疑うべきポイント**です。さらに，糖尿病の三大合併症である神経障害，眼疾患（網膜症），腎症は，「し・め・じ」という語呂合わせが知られていますが，一般的にこの順番で合併症が生じることが多いと考えられています。すなわち，**腎機能低下に先んじて糖尿病性網膜症を発症する場合が多いため，網膜症の存在は腎機能低下を疑うべきポイント**となりえます。したがって，糖尿病の主治医より，眼科の定期受診（検査）を指示されているかを確認することは有用かもしれません。

　ここまで，典型的な糖尿病性腎症の経過を基に説明しましたが，一方で，糖尿病患者の腎機能低下には，高血圧や脂質異常症の存在や年齢等さまざまな要因が関係します。そのため，**全ての腎機能低下患者が必ずこのように典型的な臨床経過をたどるわけではありません**。例えば，CKDステージG3a以上の2型糖尿病患者のうち，約半数は正常アルブミン尿であったとの報告[9]もあるので，蛋白尿がないから腎機能低下がないとはいえません。つまり，**前述で示したポイントはあくまで腎機能低下を"疑うべき"ポイントであって，該当しない場合に腎機能低下を"除外できる"ポイントではない**ことには，十分注意する必要があります。

腎機能を確認する際の注意点は？

　ここまで腎機能を確認すべき患者について説明しました。次に実際に腎機能を確認する際に注意すべき点を解説します。

　薬局薬剤師が腎機能を確認しようと思った際に，患者に対して，例えば「腎臓が悪いと言われたことがありませんか？」のような言葉で確認する

ことは珍しくないでしょう。しかし，1999〜2004年に行われた米国の NHANES 研究では，「医師等の医療従事者から，腎臓が弱いまたは衰えていると言われたことがありますか？」との質問をしたところ，CKDがかなり進行したステージG4の患者でさえ，"ある"と回答したのは半数に満たなかった[10]とされており，また，近年でもその傾向は変わらないことも最近報告[11]されています。さらに，複数の確認方法（例：「腎臓病は？」「蛋白尿は？」「腎臓の問題は？」等）のいずれを使用しても高血圧や糖尿病といった他の慢性疾患と比較して，CKDであることに対する患者自身の認識は低い[12]とされています。また，断片的ながら，筆者らもわが国において同様の知見を得ています。したがって，第1の注意点は，**患者自身による「腎機能は問題ない」はあまりあてにならないため，検査結果を見せてもらう等の客観的な方法で行うことが望ましい**ということです。

　次に注意が必要な点は，**投与量調節が必要か判断する際には，血清クレアチニン値だけで判断せず，必ず推算糸球体濾過量**（estimated glomerular filtration rate：eGFR）**やクレアチニンクリアランス**（creatinine clearance：CCr）**を算出することが重要である**ということです。クレアチニンは，筋肉内のエネルギー産生に重要な役割を果たすクレアチンの代謝物です。そのため，生体内においてその90%が筋肉中に存在し，血清クレアチニン値は，筋肉量に依存します。例えば，高齢者では腎機能が低下しますが同時に筋肉量も低下するため，**加齢による腎機能低下に伴う血清クレアチニン値の上昇は，加齢による筋肉量低下に伴う血清クレアチニン値の減少により相殺され，結果として高齢者では腎機能が低下していても血清クレアチニン値は正常範囲内に収まる**[13]ことがあります。そのため，高齢者においては，**血清クレアチニン値のみで腎機能を評価すると，血清クレアチニン値は正常だが実際は腎機能低下がある，いわゆる"隠れ腎機能低下"を見逃す**可能性があります。実際に，この"隠れ腎機能低下"でも腎排泄型薬剤による有害事象のリスクが高いことも報告[14]されています（**表3**）。

表3　隠れ腎機能低下患者における腎排泄型薬剤による有害事象発現

患者の属性		すべての薬剤による有害事象 [n＝941]	水溶性薬剤 （腎排泄型薬剤）による有害事象 [n＝301]	水溶性薬剤以外による有害事象 [n＝640]
年 齢	65歳未満	1.00 (reference)	1.00 (reference)	1.00 (reference)
	65〜79歳	0.96 (0.80-1.16)	1.18 (0.84-1.65)	0.90 (0.73-1.11)
	80歳以上	0.93 (0.76-1.14)	1.27 (0.89-1.82)	0.83 (0.66-1.05)
入院日数15日以上		1.85 (1.61-2.12)	2.08 (1.64-2.63)	1.70 (1.45-2.0)
処方薬剤数5剤以上		2.65 (2.20-3.19)	2.46 (1.77-3.42)	2.61 (2.10-3.24)
腎機能	正 常	1.00 (reference)	1.00 (reference)	1.00 (reference)
	隠れ腎機能低下 （血清Cr値正常, eGFR異常）	0.97 (0.78-1.19)	1.61 (1.15-2.25)	0.83 (0.65-1.08)
	明らかな腎機能低下（血清Cr値とeGFRのいずれも異常）	1.26 (1.08-1.48)	2.02 (1.54-2.65)	1.01 (0.83-1.23)

表中データはオッズ比を示す。（　）内は95％信頼区間

（Corsonello A, et al. *Arch Intern Med*, 2005;165(7):790-795 より改変）

 ## まず第一歩を踏み出すことが一番重要！

　本項では，薬局薬剤師が腎機能に基づいた処方チェックを始めるうえで知っておきたい問題点やポイントを中心に，細かい部分も含めて詳細に解説しましたが，**薬局薬剤師が腎機能に基づいた処方チェックを行ううえで最も大切なことは，「簡単なものからでもよいので，まずはやってみる」**ということです。誰しも最初から完璧にはできませんし，極論ではありますが，医療において完璧はありえないともいえます。一方で，「とりあえずバラシクロビルが出ている患者だけでも，腎機能に注意してみよう」であっても，その薬剤師の行動によって，救われる患者が確実に存在します。筆者が勤務していた南日本薬剤センター薬局でも，まず「抗ヘルペスウイルス薬」「抗インフルエンザウイルス薬」「キノロン系抗菌薬」の3種類の薬剤から腎機能に注意する取り組みを開始しました。

　また，その第一歩が医療機関との連携開始の良いきっかけになることも

ありえます。南日本薬剤センター薬局で腎機能に関する取り組みを開始した2010年頃は，まだ全国的にも処方箋への検査値印字が一般的ではありませんでした。しかし，薬局から腎機能に基づいた処方チェックを積極的に行っていたところ，一部ではあるものの，あらかじめ医師が手書きで検査値を記入した処方箋が発行されるようになりました。つまり，薬局薬剤師側からの働きかけが，医療機関からの情報提供につながった例といえます。だからこそ，現在検査値印字がなされた処方箋を応需していない薬局であっても，積極的に腎機能に基づいた処方チェックに取り組んでいただければと思います。

引用文献

1) Imai E, Horio M, Iseki K, et al. Prevalence of chronic kidney disease (CKD) in the Japanese general population predicted by the MDRD equation modified by a Japanese coefficient. *Clin Exp Nephrol*. 2007;11(2):156-163. doi:10.1007/s10157-007-0463-x. Epub 2007 Jun 28.

2) 近藤悠希.「検査値がわからない！」ところから始める！ 処方監査に必ず活かす！ 実践！ 腎機能チェック（第1回）薬局で腎機能と薬剤チェックに取り組むための第一歩：これまでと処方監査の視点を変えてみよう. *調剤と情報*. 2018;24(1):65-69.

3) 近藤悠希. 今こそ示す薬局薬剤師のチカラ～中毒性副作用対策を中心に～. *薬局薬学*. 2018;10(1):41-45.

4) 竹内裕紀，原田清子，川口崇，他. 透析における薬物投与の問題点 透析患者の中毒性副作用の実態～薬剤師による腎機能低下患者への処方チェックの重要性～第54回日本透析医学会シンポジウムより. *日透析医学会誌*. 2010;43(1):38-40. doi:https://doi.org/10.4009/jsdt.43.38.

5) Kondo Y, Ishitsuka Y, Shigemori E, et al. Awareness and current implementation of drug dosage adjustment by pharmacists in patients with chronic kidney disease in Japan: a web-based survey. *BMC Health Serv Res*. 2014;14(1):615. doi:10.1186/s12913-014-0615-0.

6) みずほ情報総研. 診療所における医薬品安全性情報の入手・伝達・活用状況等に関する調査全集計結果. 2016（https://www.pmda.go.jp/files/000211638.pdf　2021年1月29日閲覧）.

7) 日本透析医学会. わが国の慢性透析療法の現状（2016年12月31日現在）（https://docs.jsdt.or.jp/overview/index2017.html　2021年1月29日閲覧）.

8) 厚生労働省. 平成28年「国民健康・栄養調査」. 2017（https://www.mhlw.go.jp/stf/houdou/0000177189.html　2021年1月29日閲覧）.

9) Middleton RJ, Foley RN, Hegarty J, et al. The unrecognized prevalence of chronic kidney disease in diabetes. *Nephrol Dial Transplant*. 2006;21(1):88-92. doi:10.1093/ndt/gfi163. Epub 2005 Oct 12.

10) Coresh J, Selvin E, Stevens LA, et al. Prevalence of chronic kidney disease in the United States. *JAMA*. 2007;298(17):2038-2047. doi:10.1001/jama.298.17.2038.

11) Chu CD, McCulloch CE, Banerjee T, et al. CKD Awareness Among US Adults by Future Risk of Kidney Failure. *Am J Kidney Dis*. 2020;76(2):174-183. doi:10.1053/j.ajkd.2020.01.007. Epub 2020 Apr 15.

12) Tuot DS, Zhu Y, Velasquez A, et al. Variation in Patients' Awareness of CKD according to How They Are Asked. *Clin J Am Soc Nephrol*. 2016;11(9):1566-1573. doi:10.2215/

CJN.00490116. Epub 2016 Jun 23.

13) Tanaka A, Suemaru K, Araki H. A New Approach for Evaluating Renal Function and Its Practical Application. *J Pharmacol Sci*. 2007;105(1):1-5. doi:10.1254/jphs.cp0070058. Epub 2007 Sep 8.

14) Corsonello A, Pedone C, Corica F, et al;Gruppo Italiano di Farmacovigilanza nell'Anziano (GIFA) Investigators. Concealed renal insufficiency and adverse drug reactions in elderly hospitalized patients. *Arch Intern Med*. 2005;165(7):790-795. doi:10.1001/archinte.165.7.790.

（近藤悠希）

Column 1

薬局薬剤師をサポートする処方監査支援システム

　Prologueでも少し触れましたが，薬局で腎機能に基づいた処方チェックを実践するには，まず「腎機能を確認すべき対象患者」を絞り込むことが必要であり，そのためには，腎機能に注意が必要な薬剤，特に腎排泄型薬剤が処方されているかを，処方箋を見た時点で気づく必要があります。しかし，腎排泄型薬剤は多岐にわたり，これから腎機能に基づく処方チェックを始めうとする際には，全ての薬剤を確実に把握することは困難です。また多忙な業務の中では，腎機能に精通した薬剤師であっても見逃す可能性もあります。そこで筆者らは，これらの課題を解決するため，「腎排泄型薬剤処方監査支援システム（特許第6394997号）」[1]を発案・開発しています。

　このシステムは，レセプトコンピュータからの情報入力と連動して，腎排泄型薬剤が処方されていることを画面上にポップアップで薬剤師に通知する機能と，通知された場合，血清クレアチニン値や年齢等の腎機能評価に必要な情報を入力すると，推算式を基にした推奨される投与量を表示する機能を備えています。また，このシステムを，筆者が発案当時に勤務していた薬局で導入・検証したところ，システム導入後には導入前と比較して，腎機能に注意が必要な薬剤に関する疑義照会件数が増加し，多くの過量投与が是正されるという結果が示されました。この概念を基に開発されたシステムは現在，一般社団法人安全医療システム研究所により製品化され，「compRete®（community pharmacy Renal excretion drugs adjustment technology）」の名称で販売されており，既に累計200カ所以上の保険薬局で利用されています。また，compRete®

は福井県の「患者のための薬局ビジョン推進事業」の一環である，薬薬連携事業の支援システムとして採択され，本システムを用いた薬局薬剤師による処方支援がモデル事業として実施されています[2]。

　ただし，システムが提案するのは，あくまで検査値に基づく一般的な推奨投与量でしかなく，システムは個々の患者に最適かどうかを判断することはできません。だからこそ，本システムはあくまで処方監査"支援"システムに過ぎず，薬剤師の視点での確認や判断が非常に重要となることは，絶対に忘れてはいけません。

引用文献

1) 近藤悠希，入江徹美，石塚洋一，他. 調剤業務支援を目的とした薬剤監査プログラムならびに薬剤監査システム（https://www.j-platpat.inpit.go.jp/c1800/PU/JP-2017-121453/241EA8754767BBF01B4DF2D3C8D1B449EB06C698E771C7E27E3EFEB85AC55F0B/11/ja　2021年7月7日閲覧）.
2) 歩数計活用し，薬局の健康サポート機能を充実　福井県薬，腎排泄型薬剤に着目した病診薬連携も. PHARMACY NEWSBREAK, 2018（http://pnb.jiho.jp/tabid/68/pdid/20423/Default.aspx　2018年11月28日閲覧）.

（近藤悠希）

Part 1

いざ介入する前に……
腎と薬の基礎知識を
きちんと身につけよう

腎機能と薬物排泄の関係～薬物の腎排泄性を適切に読み取って投与設計に活用する～

はじめに

　腎機能低下患者では，投与される薬剤の腎排泄性が高い場合，薬剤の排泄が遅延することにより同じ投与量であっても健常人と比較して血中濃度が高くなります。そのため，腎機能低下時の薬物療法では，処方薬が腎排泄性であるかどうかを確認し，適切な用量設定をすることが重要です。

　医薬品の用法・用量を選択する際に，まず想定される情報源は添付文書やインタビューフォーム（IF）ですが，腎排泄型薬剤であっても添付文書やIFに腎機能別の薬剤投与量が記載されていない場合もあります[1]。そこで本項では，IF等普段の業務の中で活用している情報源から，薬剤の腎排泄性を確認する方法について解説します。

● 尿中未変化体排泄率のピットフォール

1 腎排泄寄与率について

　腎排泄寄与率とは，投与された薬物が体中（全身循環）からどの程度腎臓を介して消失する（排泄される）かの割合を示しています。一般的には，腎排泄寄与率が概ね60%を超える場合，腎排泄型薬剤であるとされており，腎機能低下患者に対する投与時には減量や投与間隔の調節をすることになります。ただし，薬剤のリスクや特性によっては60%より低い場合でも腎機能に注意が必要な場合もあります。

　腎排泄寄与率を推定するうえで最も大切な情報は，尿中未変化体排泄率です。尿中未変化体排泄率とは，その言葉どおり，投与された薬物が未変化体のまま尿中に排泄される割合を表しています。そのため，静脈内投与

時の尿中未変化体排泄率は，そのまま腎排泄寄与率と考えることができます。一方，経口投与時の尿中未変化体排泄率を解釈する場合には，注意が必要です。それは，多くの経口投与の場合，服用された薬剤が全て吸収される（全身循環に到達する）わけではないため，**経口投与時の尿中未変化体排泄率は，そのまま薬剤の腎排泄寄与率とはならない**ということです。**図1**を見てみましょう。図1の薬剤Iの静注製剤と薬剤IIの経口製剤では，一見同じ尿中未変化体排泄率のようにみえても，バイオアベイラビリティの違いにより実際の腎排泄の割合が全く異なるものになることがわかります。このように経口投与の場合は，そのバイオアベイラビリティを考慮する必要があります。保険薬局で使用される薬剤のほとんどが経口剤ですので，添付文書等の尿中未変化体排泄率を確認する際は，この点に十分注意しましょう。

　実例として，代表的な腎排泄型薬剤であるファモチジン（ガスター®錠及び注射液）の腎排泄寄与率について考えてみましょう。まず，ガスター®錠のIFには，経口投与時の尿中未変化体は「21.0～49.0%」と記載されています。一見，この記述だけをみると，ファモチジンの腎排泄寄与率は低く，腎排泄型薬剤ではないように思えます。しかし前述のとおり，経口剤の場合はバイオアベイラビリティを考慮しなければなりません。そこで，次にガスター®錠のIFを参照すると，ファモチジンの経口投与時のバイオアベイラビリティは37%と記載されています。つまり，投与量の37%が全身循環に到達するわけですから，経口投与時の尿中未変化体排泄率「21.0～49.0%」をバイオアベイラビリティで除することにより概算すると，ファモチジンの腎排泄寄与率は「56.8～100%（計算上は132%）」と推測され，ファモチジンは腎排泄型薬剤であると考えることができます。実際にガスター®注射液のIFで確認すると，静注時の尿中未変化体排泄率は「57.8～96.4%」と記載されていますので，バイオアベイラビリティを考慮した経口投与時の尿中未変化体排泄率からの腎排泄寄与率の推算結果は，実際の腎排泄寄与率に概ね一致することが確認できます。

　このように，腎排泄寄与率を判断する場合は，**全身循環からの消失**に関

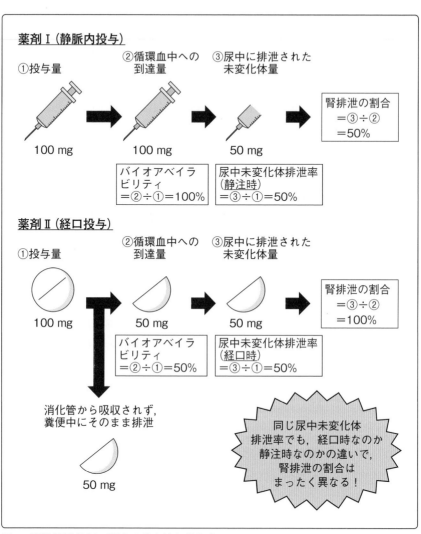

図1　腎排泄型薬剤に関する基本的な考え方

（近藤悠希，**調剤と情報**，2018;24（7）:43 より引用）

する数値であるかを十分に考慮して，尿中未変化体排泄率から判断することが重要です。

2 活性代謝物が腎排泄性の場合

　主に肝臓で代謝を受ける肝代謝型薬剤は，代謝されることで水溶性を増し，薬理活性をもたない形で尿中排泄されるか，もしくは胆汁分泌されて体内から消失します。肝代謝型薬剤は多くの場合，腎機能を考慮する必要性は低くなりますが，**代謝物が薬理活性を有し，その活性代謝物が主に腎排泄される場合は，活性代謝物の腎排泄性を考慮する必要**があります。

　モルヒネを例に考えてみましょう。モルヒネの主な代謝物はグルクロン酸抱合によるモルヒネ-3-グルクロナイド（M-3-G）とモルヒネ-6-グルクロナイド（M-6-G）です。このうち，M-6-Gは薬理活性を有するため，蓄積すると意識障害や呼吸抑制等を起こす可能性[2]があり，またM-3-Gは神経毒性を有しているとの報告[3]もあります。そのため，これらの薬剤の蓄積には注意が必要です。そこで，モルペス®細粒のIFを参照すると，モルヒネ硫酸塩水和物30mg投与時の尿中未変化体排泄率（12時間）はわずか4.1±2.1%ですが，一方，M-6-G及びM-3-Gの尿中排泄率はそれぞれ12.7±3.8%及び71.2±9.4%と高いことが確認できます。そのため，活性代謝物を含めて考えると，モルヒネは腎排泄型薬剤として扱う必要があることがわかります。実際，日本腎臓病薬物療法学会の腎機能低下時の薬剤投与量一覧にはクレアチニンクリアランス（creatinine clearance：CCr）が10～50mL/minの場合，通常用量の75%に減量するよう記載されています。

　また，上記同様に活性代謝物が腎排泄性を示すものに尿酸生成抑制薬のアロプリノールや抗不整脈薬のジソピラミド，プロカインアミド等があります。こういった薬剤では，未変化体だけでなく代謝物の蓄積も考慮して投与設計することが望ましいため，尿中未変化体排泄率だけでは判断できない薬剤として押さえておきましょう。

尿中未変化体排泄率を基に投与設計を考える

　これまでは腎機能と薬物排泄の関係性を示してきましたが，実際にそれらの情報を基に，投与設計を行う方法を考えてみます。

　静注時の尿中未変化体排泄率または腎排泄寄与率の推測に必要な情報（例：経口投与時の尿中未変化体排泄率及びバイオアベイラビリティ）が得られる場合は，**個々の腎機能低下患者に応じて投与量を調節する簡便な方法として，Giusti-Hayton法**[4]を利用することができます。Giusti-Hayton法は，対象患者の腎機能及び対象薬剤の腎排泄の割合から補正係数（G）を算出する方法です。

（補正係数（G）の算出方法）

$$G = 1 - 腎排泄寄与率 \times \left(1 - \frac{対象患者のCCr（mL/min）}{腎機能正常者のCCr（mL/min）} \right)$$

＊代謝物が活性を有する場合は，代謝物の尿中排泄率も考慮する。
＊腎機能正常者のCCrはおおよそ100mL/minとして考える。
＊CCrの代わりに個別eGFR（mL/min）を用いてもよい。

　この補正係数（G）を用いて投与量を調節する方法として，a）投与間隔は変えず1回の投与量を調節する方法（式1），またはb）1回の投与量は変えず投与間隔を調節する方法（式2）があります。

（式1）　対象患者の至適投与量
　　　Dose＝腎機能正常者の常用量×G

（式2）　対象患者の至適投与間隔
　　　τ＝腎機能正常者の投与間隔÷G

　どちらの方法を用いるかは，その薬剤の特性を考えて選択すべきですが，多くの場合，投与間隔を延長することのほうが有用と考えられます。この方法では，1回あたりの投与量は変わらないため，初回からC_{max}を通

常の用法と同様に保つことが可能になります。一方，1回量を変更する方法は，少なくとも初回はC_{max}が低下しますので，例えばレボフロキサシンのような濃度依存性抗菌薬ではその有効性に影響する可能性が否定できません（事実，添付文書で目安とされている腎機能低下時の投与方法も初回量は減量されていません）。また，腎機能低下時の薬物動態の変化は，排泄遅延による半減期の延長が最も影響していることを考えれば，理論的にも適していると考えられます。

　では，下記の症例について，ファモチジンの投与設計をGiusti-Hayton法を用いて行ってみましょう。

〔症例〕
60歳女性，個別eGFR：50mL/min，ガスター®錠が初めて処方された。
添付文書情報：〔用法・用量〕通常成人には，1回20mgを1日2回投与する。
ファモチジンの尿中未変化体排泄率は，経口投与時40%，静脈内投与時80%とする。

〔解説〕
　今回の薬剤においては，静脈内投与時の尿中未変化体排泄率が80%であるため，その数値を腎排泄寄与率として，Giusti-Hayton法を用いて補正係数（G）を算出すると，以下のとおり，0.6となります。
　本症例における補正係数（G）
　＝1－0.8（尿中未変化体排泄率：80%）×（1－50/100）＝0.6
a)　1回投与量調節法
　　40mg/日×0.6で24mg/日を1日2回に分割して投与（1回12mg）する。
b)　投与間隔調節法
　　12時間÷0.6で20時間おきに投薬する。

そのため本症例では，ファモチジンを40mg/日×0.6で24mg/日を投与することにより，腎機能正常者に常用量を使用した場合とほぼ同等の血中濃度を得られると推測できます。実際にガスター®錠の添付文書を確認すると，この患者の腎機能は個別eGFRが50mL/minであり，該当する投与量は1日1回20mgとなっており，Giusti-Hayton法で算出した1日1回24mgとほぼ同一であるため，この投与調節で対応できることが確認できます。

　ただし，Giusti-Hayton法は万能ではありません。この方法は用いる計算式が非常に簡単であり，その予測性も比較的良好ですが，**一方でGiusti-Hayton法の予測値がずれる場合がある**ことも報告されているため[5]，その点は十分留意する必要があります。

引用文献

1) 竹内裕紀，和泉 智，大野能之，他. 平成24年度学術委員会学術第1小委員会報告　慢性腎臓病（CKD）患者への適正な薬物療法に関する調査・研究―腎機能低下患者への投与に関する添付文書記載の問題点の調査―. *日病薬師会誌*. 2013；49(8)：789-814.

2) シオノギファーマ. MSコンチン錠インタビューフォーム（第12版）.

3) Andersen G, Christrup L, Sjøgren P. Relationships among morphine metabolism, pain and side effects during long-term treatment: an update. *J Pain Symptom Manage*. 2003；25(1)：74-91. doi：10.1016/s0885-3924 (02) 00531-6.

4) Giusti DL, Hayton WL. Dosage regimen adjustments in renal impairment. *Drug Intell Clin Pharm*. 1973；7：382-387.

5) 竹馬章悟，小川竜一，越前宏俊. Giusti-Hayton法を用いた腎障害患者に対する腎消失型薬物の用法・用量調節の妥当性に関する系統的文献調査研究. *医薬品情報学*. 2016；17(4)：175-184.

（陳尾祐介）

腎機能を適切に把握するためのパラメータの使い分け～腎機能推算式の特徴を知ろう～

 ## はじめに

前項では，腎排泄型薬剤を適正に使用するためには，服用する薬剤の腎排泄性を見極める必要があることを述べてきました。本項では，患者の腎機能を適切に把握するためのパラメータの使い分けについて考えていきます。

 ## 腎機能について

腎臓は，体重の1%程度にも満たない小さな臓器です。その一方で，腎臓には1日あたりのべ約1,500Lと非常に多くの血液が腎臓に流れ込んできます。この流れ込んだ1,500Lの血液は，細動脈からなる糸球体を通過する際に濾過を受け，結果として1日あたり150Lの原尿が生成されます。その後，原尿から99%の水分や栄養素が再吸収され，濃縮を受けることで最終的には1日に1.5L程度の尿が生成されています。このとき，単位時間あたりに糸球体が血液を濾過する量を糸球体濾過量（glomerular filtration rate：GFR）といいます。GFRは腎臓が処理可能な血液量を表しているため，単位が流速になっており，腎機能正常者では，その値は，おおよそ100mL/minです（**図1**）。

現在，**最も正確な腎機能の測定方法は，イヌリンを用いてGFRを実測する方法**です。イヌリンは，血管と生体間隙に等しく分布し，尿細管での分泌や再吸収を受けることなく糸球体で100%濾過されることから，最も正確にGFRを測定できます。しかし，イヌリンを用いたGFR測定を行うには，イヌリンを体外から投与する必要があることや多量の水分を短時間で摂取する必要がある等，手技が煩雑かつ患者の負担も大きく，臨床の現場で日常的に実施することは困難です。そこで実臨床，特に外来診療にお

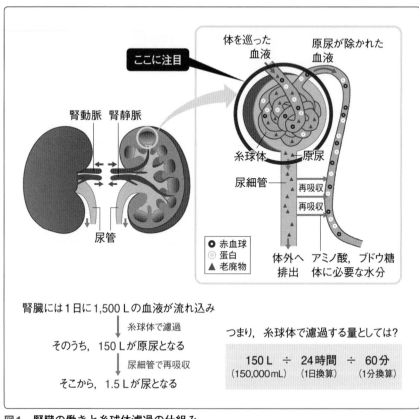

図1　腎臓の働きと糸球体濾過の仕組み

いては，血清クレアチニン（serum creatinine：S-Cr）値を用いて腎機能を推算されることが多く，Cockcroft-Gault（CG）式によるクレアチニンクリアランス（creatinine clearance：CCr）や，推算式によって計算された推算糸球体濾過量（estimated GFR：eGFR）によって腎機能が評価されています。

それぞれの式の特徴を理解する

腎機能の推算値として，CG式により算出される推算CCr，標準化

eGFR，個別eGFRの3つが頻用されます。これらの値の推算式を利用する際は，それぞれの式の特徴を知ったうえで利用しなければなりません。

　そこで，3つの式を具体的に見てみましょう。

【Cockcroft-Gault式】

$$CCr(mL/min) = \frac{(140 - 年齢) \times 体重}{S\text{-}Cr \times 72} \implies \frac{(140 - 年齢)}{S\text{-}Cr \times 72} \times 体重$$

＊女性の場合は，さらに0.85を乗ずる。

【標準化eGFR】

$$eGFR(mL/min/1.73m^2) = 194 \times S\text{-}Cr^{-1.094} \times 年齢^{-0.287}$$

＊女性の場合は，さらに0.739を乗ずる。

【個別eGFR】

$$eGFR(mL/min) = 194 \times S\text{-}Cr^{-1.094} \times 年齢^{-0.287} \times 体重^{0.425} \times 身長^{0.725} \times 0.007184/1.73m^2$$

＊女性の場合は，さらに0.739を乗ずる。

　まず，**CG式による推算CCrですが，この式を使用する際に注意しなければならないことは，体重による影響を受けやすい**ということです。この式の性質上，S-Crや年齢が変わらない状態でも，体重が増えれば，推算CCrは大きな値をとります。極端な例を挙げると，体重が2倍になれば腎機能も2倍に推算されてしまうため，明らかな肥満体型であれば補正体重または理想体重を使用し，腎機能が過大評価されないように注意する必要があります。

　また，CG式を使用する際，S-Crの測定方法に違いがあるということも知っておく必要があります。現在日本では酵素法によりS-Crが測定されていますが，以前は海外におけるS-Cr測定は，ほとんどがJaffe（ヤッフェ）法という測定方法でした。添付文書に記載されているCCrに基づ

いた投与量の目安は，海外の臨床試験の結果を基に作成されていることが珍しくありません。そのため，比較的古い薬剤で，かつ海外の臨床試験の結果を基に記載されている目安のCCrは，Jaffe法により測定されたS-Crを基に推算された値が使用されています。しかし，Jaffe法は，血清中のクレアチニン以外の物質（アスコルビン酸やピルビン酸等）とも反応するため，酵素法と比較して，Jaffe法の測定値が酵素法よりも0.2mg/dLほど高値を示します[1]。そのため，厳密には，そのような薬剤の投与設計において，CG式を用いる際は，日本における検査結果，すなわち酵素法によるS-Crの値に0.2を加えてCG式に代入するほうが，より真の値に近づくと思われます。

　次にeGFRですが，eGFRには標準化eGFRと個別eGFRの2つがあります。標準化eGFRとは，全ての患者が一律，体表面積1.73m^{2}という平均的な体格の日本人（身長170cm，体重63kg程度）であったと仮定した場合，どれくらいの腎機能であるかを表しています（**図2**）。この標準化

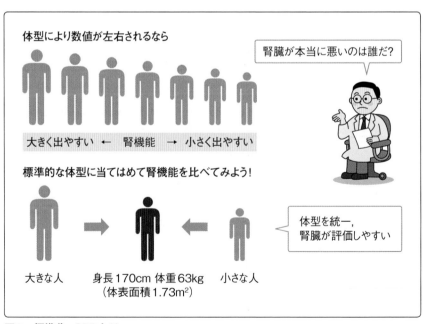

図2　標準化eGFRとは

eGFRは，患者の異なる体型を統一し，体格による影響を小さくすることで，患者間の比較を可能にすることを目的としています。そのため，**標準化eGFRは慢性腎臓病（chronic kidney disease：CKD）のステージ分類を行う場合に使用**されます。一方，個別eGFRは，腎機能を推算する式の中でより個々の患者の「実際の腎機能」を反映した推算式となっています。そのことは，個別eGFRの式には，個々の患者の身長や体重といった個別化に必要なパラメータが含まれていることからも明らかです。

　このように標準化eGFRと比較すると，個別eGFRは患者を反映する要素を多く含んでおり，より患者の体型を反映した式であるといえます。小児と成人では投与量が全く異なることを想像すればわかりやすいですが，本来薬剤の投与量は体格を加味して決定するべきですから，**薬剤の投与量設計，特に固定用量（mg/kgや体表面積あたりの投与量ではなく，成人の場合，一律○○mgとされている薬剤）には個別eGFRが適している場合が多い**と考えられます。

　これまでの内容を視覚的に理解しやすいように，85歳女性，S-Cr 1.0mg/dL，身長150cmの患者を例に，それぞれの式をグラフで比較してみます（**図3**）。

　━●━線で記載してあるCG式による推算CCrは，体重の影響を大きく受けていることがわかります。30kgの体重が60kgになるだけで単純に腎機能は2倍となって評価されています。メタボリックシンドロームで肥満気味の体型やむくみによる体重増加の場合，腎機能を過大評価してしまう可能性が出てきます。体重による影響が大きい式であることを理解しておく必要があります。

　━●━線で記載してある標準化eGFR（mL/min/1.73m^2）は，患者の身長や体重といった数値を反映していないため，体格の大小に関係なく同じ腎機能を示しており，患者の体格を無視しているため，固定用量の薬剤の投与設計には適さないことがわかります。

　最後に，━▲━線で記載された個別eGFRは，患者の4つの要素を反映しているため，体重の増加においても過大評価にはつながりにくい式となっ

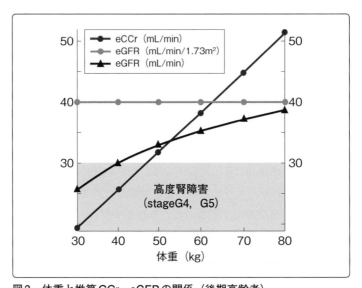

図3 体重と推算CCr, eGFRの関係（後期高齢者）
（85歳女性, 血清Cr値 1.0mg/dL, 身長150cmの場合）

（平田純生：鉄則6 肥満患者の推算CCr算出のための体重には，補正体重または理想体重を用いる, http://cms.softsync.jp/rinshoyakuri/blog/2019/10/10-5.html, 2020年2月4日閲覧）

ています。一方，低体重においては，CG式で求めた値より高値となるため，数値だけで評価せずに患者の状態を確認し，リスクを考えたうえでどちらの式を利用するか等を検討することが必要になります。

　また，**患者の臨床検査結果を確認する場合，どちらのeGFRが記載されているか単位に注意する必要があります。**標準化eGFRであれば，単位に mL/min/1.73m^2 と，体表面積補正が記載されていますし，計算に必要な数値が手元にあるなら自身で計算し直すことも大切でしょう。**特に疑義照会を行う際は，この個別eGFRと標準化eGFRの違いを医師，薬剤師の双方が理解していないと，意思疎通の齟齬が生じることがありますので，注意しましょう。**

シスタチンCによる腎機能評価

　クレアチニンは主に筋肉で産生されるため，S-Crは腎機能以外に筋肉

量にも影響されます。そのため，**長期臥床患者やフレイル・サルコペニア患者等筋肉量の低下が著しい場合，S-Crによる腎機能評価が適さないことがあります。** そのような際に活用したい腎機能マーカーがシスタチンC（Cys-C）です。

Cys-Cは，主に筋肉で産生されるクレアチニンとは異なり，全身の有核細胞から一定の速度で産生されます。そのため，筋肉量，性差，運動量による影響を受けにくいという特徴があります。さらに，血中において蛋白質と全く結合しないため，糸球体で100%濾過されます。また，近位尿細管で再吸収されますが，一方でほとんどがアミノ酸に異化されるため，結果的に血中にCys-Cとして戻ることはありません。そのため，血清中のCys-C濃度はほぼGFRに依存します。したがって，**筋肉量が少ないと推定される高齢者，特に在宅医療を受けているような患者では，腎機能を過大評価する可能性があるS-CrよりもCys-Cを用いることでより正しく腎機能を評価することが可能**です。また，Cys-Cは糖尿病性腎症や脂質異常症，高血圧等に伴う軽度の腎機能低下でも上昇するため，早期腎機能障害のマーカーとしても有用とされています（**図4**）。

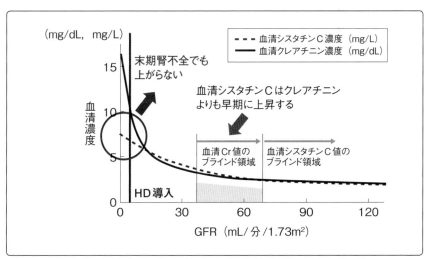

図4　血清シスタチンCと血清クレアチニン値の腎機能低下に伴う反応性
（平田純生：鉄則9　シスタチンCは軽度腎機能低下の感度は血清Cr値に優るが，末期腎不全では頭打ちになるので，血清Cr値の方が優れている，http://cms.softsync.jp/rinshoyakuri/blog/2019/10/10-5.html，2020年2月4日閲覧）

なお，Cys-Cを利用した日本人向けのGFR推算式[2]が公表されていますが，このeGFRも標準化eGFR（単位：mL/min/1.73m^2）ですので，投与量が固定用量で設定されている薬剤の投与設計には個別eGFR（単位：mL/min）を計算して使用するべきです。

　また，どのような患者に対してもCys-Cが万能というわけではなく，**血清Cys-C濃度に影響を及ぼす因子に関しては注意が必要**です。例えば，甲状腺機能亢進症や低下症，シクロスポリンや高濃度ステロイド等の薬剤の投与の影響により，血清Cys-C濃度が高値または低値を示すことがあるので，このような患者ではCys-Cによる腎機能評価は，誤差が大きくなることもあります。さらに，Cys-Cは，ある程度まで腎機能が低下するとS-Crほど血中濃度に差が現れなくなるため，末期腎不全では腎機能評価が困難となることもあります。また，保険適応上の問題として，血清Cys-Cは3カ月に1回だけ測定が可能という点も知っておきましょう。

 ## おわりに

　これまで解説してきた式の特徴を**表1**に示します。

表1　各種腎機能評価方法とその特徴

腎機能評価方法	特徴・注意点
標準化eGFR （mL/min/1.73m^2） （S-Crから算出）	● 個々の患者の体格は考慮しない式のため薬剤投与量設定には適さない場合が多い ● 筋肉量が少ない患者では腎機能を過大評価
個別eGFR （mL/min）	● 薬剤投与量設定に適している ● 筋肉量が少ない患者では腎機能を過大評価
クレアチニンクリアランス （CG式）	● 酵素法（わが国での測定法）で測定されたS-Crを用いる際は，実測値に0.2を加えて代入 ● 筋肉量が少ない患者では腎機能を過大評価 ● 肥満患者では腎機能を過大評価
個別eGFR （mL/min） （シスタチンCから算出）	● 薬剤投与量設定に適している ● 筋肉量の影響が少ない ● HIV感染，甲状腺機能異常，シクロスポリン等の薬剤投与の影響を受ける可能性がある

（厚生労働省，高齢者の医薬品適正使用の指針（総論編）について，
医政安発0529第1号，薬生安発0529第1号，平成30年5月29日より改変）

　それぞれの式には特徴がありますので，使用する際には式の特徴を理解して使用する必要があります。また，忘れてはならないことは，**式に数値を代入することで得られた推算値が，いつも患者の実際の腎機能を正確に示しているかどうかはわからない**ということです（詳細はPart2-総論参照）。あくまでも推算式であるということ，季節や併用薬，状況によって数値は変動するということ，添付文書記載の腎機能情報（CCr，Jaffe法や酵素法，標準化eGFR等）もさまざまであること，さらには薬剤の特性を踏まえ，総合的に判断することが重要です。

引用文献

1) Horio M, Orita Y. Comparison of Jaffé rate assay and enzymatic method for the measurement of creatinine clearance. *Nihon Jinzo Gakkai Shi*. 1996;38(7):296-299.
2) Horio M, Imai E, Yasuda Y, et al; Collaborators Developing the Japanese Equation for Estimated GFR. GFR estimation using standardized serum cystatin C in Japan. *Am J Kidney Dis*. 2013;61(2):197-203. doi:10.1053/j.ajkd.2012.07.007. Epub 2012 Aug 11.

（陳尾祐介）

腎と薬の基礎知識

2

腎機能を適切に把握するためのパラメータの使い分け

誰かに相談したければ，若手腎臓病薬物療法研究会！

　本書は冒頭でも述べたとおり，これから腎機能に基づいた処方チェックを始めたい方を主たる対象としているため，おそらく読者は若手が多いのではないでしょうか。そのような若手薬剤師の場合，周囲に相談できる人がいないと，非常に不安を感じるでしょう。また，薬局薬剤師であれば，1人薬剤師であることも珍しくありませんので，相談相手を見つけるのにも苦労すると思います。

　そのような方におすすめしたいのが，若手腎臓病薬物療法研究会（通称：KIDS）です。KIDSは，全国の腎臓病薬物療法に関心のある若手薬剤師同士の連携を強化し，臨床上の問題点や研究に関する相談が行えるようにとの想いから，2017年度に発足した"若手の会"が発端となっており，現在若手の有志（原則40歳以下）の手によって運営されています（本書の執筆者の1人でもある陳尾祐介先生が初代会長）。

　現在KIDSでは，会員同士の相談や交流がいつでも可能なようにチームコミュニケーションツールSlackを利用しています。このSlack上では，研究や臨床業務に関する相談が行われており，その分野に造詣が深い先生方から，素早い返信があります（少なくとも筆者が覚えている限り，質問して返信がなかった，ということはありません）。これまでに「球形吸着炭はどのような患者に使用すればいいのか？」や「腎移植患者における抗ヘルペスウイルス薬の選択」等，薬局薬剤師にとっても興味深いテーマについて，議論や意見交換が行われてきました。また，日本腎臓病薬物療法学会の学術大会時には，100名以上が参加する「懇親会」が開催されています。

　昨今の情勢を鑑み，学びの機会を止めないために，オンラインでの研修会や討論会も定期的に開催していますので，興味がある方は，ホームページ（http://kids2019.kenkyuukai.jp/special/?id=31161）をご確認ください。

（近藤悠希）

Part 2

腎機能低下患者への
薬の適切な使い方を
押さえよう

腎機能低下時の薬物治療のポイント

🅰 腎機能に注意が必要な薬剤とは？

　一言に腎機能に注意が必要な薬剤といっても，「なぜ注意が必要なのか？」は薬剤ごとに異なります。**適切な服薬指導，疑義照会及びトレーシングレポートの送付を行うには，この「なぜ注意が必要か？」を体系立てて正しく理解して，論理的な対応を行うことが必要**です。ここでは「腎機能に注意が必要な薬剤」を大きく3つに分けて説明します（**表1**）。

1 腎機能低下時に用量調節が必要な薬剤（腎排泄型薬剤）

　主な排泄経路が腎臓であるものが該当します。これらの薬剤は，**一般的な常用量を使用しても腎機能低下患者では過量投与となる**ため，薬剤有害反応のリスクが高くなります。逆にいえば，これら薬剤の有害反応は，腎機能に応じて適切な用量設定を行うことで回避可能な場合がほとんどです。また，その有害反応は各薬剤の薬理作用に基づいていることがほとんどであり，その予測や早期発見も比較的容易であるため，適正使用への取り組みが行いやすい薬剤といえるでしょう。

　また，この分類に該当する薬剤の大部分は腎排泄型ですが，一方でロスバスタチンのように主たる排泄経路が腎臓ではないにもかかわらず，腎機能が低下した際に血中濃度が上昇する薬剤，代謝物に活性がありかつその代謝物が腎排泄である薬剤もあるので，後述の各論（薬効別Lecture）で確認しておきましょう。

2 腎排泄型ではないが，腎機能低下時に有害事象リスクが増大する薬剤

　腎排泄型薬剤とは異なり，**腎機能低下患者でも"血中濃度自体"が変動し**

表1　腎機能に注意が必要な薬剤の分類

分　類	特徴・定義	薬剤の例（有害事象の例）
腎機能低下時に用量調節が必要な薬剤（腎排泄型薬剤）	● 主な排泄経路が腎臓であり，薬物動態の変化に腎機能の変動が大きく影響する（一部例外あり） ● 薬理作用に起因した有害事象が生じるため，過量投与時の有害事象は薬剤ごとに決まっている	● プレガバリン（傾眠，転倒） ● アシクロビル・バラシクロビル（急性腎障害，精神神経症状） ● ファモチジン（認知機能低下） ● ダビガトランエテキシラート（出血傾向の増大）
腎機能低下時に有害事象リスクが増大する薬剤（腎排泄ではない）	● 主な排泄経路は腎臓以外であり，腎機能が変動しても薬物動態の変化はほとんどない ● 腎機能低下患者では有害事象が起こりやすい，または増悪しやすい	● エプレレノン（高カリウム血症） ● ワルファリンカリウム（出血リスク増大）
腎障害を誘発する薬剤	● 主な排泄経路は腎臓とは限らない ● 腎機能低下患者が使用することでさらに腎機能を悪化させる可能性がある	● ロキソプロフェン（腎前性急性腎障害） ● シスプラチン（腎性急性腎障害） ● アシクロビル（腎後性急性腎障害）

（近藤悠希，*調剤と情報*，2018;24(14):31より改変）

ないにもかかわらず，**有害反応のリスクが高まる薬剤**が該当します。つまり，血中濃度（pharmacokinetics）ではなく，その薬理作用（pharmacodynamics）自体が腎機能低下患者において変化してしまう薬剤が主に該当します。

　例えば，ワルファリン（主にCYP2C9で代謝）は肝代謝型薬剤であるにもかかわらず，腎機能の低下と出血リスクに一部関連があるとの報告[1]があります。これは，腎機能低下患者では尿毒症の影響により血小板機能が低下しており[2,3]，そもそも腎機能低下患者では出血リスク自体が高いことも関連している可能性があります。また，同じく肝代謝型薬剤であるエプレレノンは，薬理作用として血清カリウム値を上昇させますが，そもそも腎機能低下患者はカリウム排泄能が低下しているため，結果的に高カリウム血症のリスクが高まります。

　これらの薬剤は，腎排泄型薬剤とは異なり患者の腎機能がどの程度であるのかがわかっても，最適な投与量が決定できるわけではありません。 例えば，エプレレノンによる血清カリウム値の上昇には，患者自身のカリウム摂取量も大きく影響します。したがって，これらの薬剤は，腎機能だけを参考にして投与の可否や投与量を決定することは困難です。そのため，

これらの薬剤を腎機能低下患者に使用する際には，①有害事象について
より慎重にモニタリングすることや，②少量から開始し，効果や有害事
象を確認しながら投与量を調節する等の対策が特に重要となります。

③ 腎障害を誘発する薬剤

　薬剤有害事象として腎機能障害を起こす可能性が高く，**腎機能低下患者**
の腎機能をさらに悪化させる可能性がある薬剤が該当します。これらの薬
剤は，薬剤性腎障害（drug induced kidney injury：DKI）の原因薬剤で
あり，その大部分は急性腎障害（acute kidney injury：AKI）を引き起こ
します。このAKI発生機序の観点から，①腎前性AKIの原因薬剤，②腎
性AKIの原因薬剤，③腎後性AKIの原因薬剤──のようにさらに分類す
ると，より各薬剤の有害事象がイメージしやすくなります（**表2**）。また，
分類することでそれぞれのAKIのリスク因子や予防対策への理解も容易
になりますので，ぜひ身につけてください。

　一方で，薬剤とAKI発症機序が必ずしも1対1の関係ではなく，複数の
機序を有する場合もあることは注意しましょう。また，薬効別Lectureで
代表的な組み合わせが解説されているとおり，**複数のAKI原因薬剤の併**

表2　腎障害を誘発する薬剤の分類（急性腎障害）

分　類	病因・病態	原因薬剤の一例
腎前性急性腎障害	● 腎血流量や糸球体内圧の減少を介して，間接的に腎機能が低下する ● 原因薬剤は腎排泄型とは限らない	● NSAIDs など（輸入細動脈の収縮などによる腎血流量減少） ● ACE阻害薬，ARB など（輸出細動脈の拡張などによる糸球体内圧低下）
腎性急性腎障害	● 尿細管や糸球体に対して直接毒性を示す，またはアレルギー性の腎障害 ● 原因薬剤の多くが腎排泄型薬剤	● シスプラチン，アミノグリコシド系抗菌薬 など（直接毒性） ● NSAIDsや抗リウマチ薬，抗菌薬など多岐にわたる〔尿細管間質性腎炎（アレルギー性）〕
腎後性急性腎障害	● 薬物が尿細管などで濃縮された際に析出し，尿細管が閉塞する ● 原因薬剤自体の析出による場合は，基本的に腎排泄型薬剤	● アシクロビル，バラシクロビル，メトトレキサート（原因薬剤の析出による閉塞性障害） ● 多くの抗がん薬〔腫瘍崩壊症候群による高尿酸血症（尿酸結石）〕

（近藤悠希, *調剤と情報*, 2018;24(14):33より引用）

用がそのリスクを増大させることにも注意が必要です。

(1) 腎前性AKIの原因薬剤

　腎臓への血流量（腎血流量）の低下を介して間接的に腎機能を低下させる薬剤が該当します。そのため，腎組織への薬物の到達は必須ではなく，腎前性AKIの原因薬剤には腎排泄型ではない薬剤も多く含まれており，その代表例が非ステロイド性抗炎症薬（non-steroidal anti-inflammatory drugs：NSAIDs）です。その他にもアンジオテンシン変換酵素（angiotensin converting enzyme）阻害薬（ACE阻害薬）やアンジオテンシンⅡ受容体拮抗薬（angiotensin Ⅱ receptor blocker：ARB）は，長期的な観点では腎保護作用を有しますが，一方でその糸球体内圧低下作用により特に投与開始初期に腎前性AKIの原因薬剤となりうることは理解しておきましょう。

(2) 腎性AKIの原因薬剤

　尿細管に対して直接毒性を有する薬剤やアレルギー性の尿細管間質性腎炎を引き起こす薬剤等が該当し，その機序からも想像できるとおり，発症には基本的に腎臓に薬物が到達する必要があります。そのため原因薬剤の多くは腎排泄型薬剤であり，細胞毒性を有する抗がん薬で，かつ尿細管によく取り込まれるシスプラチン等が代表的な原因薬剤です。また，尿細管間質性腎炎の原因薬剤は多岐にわたります。

(3) 腎後性AKIの原因薬剤

　尿細管や尿路の閉塞を引き起こす薬剤です。尿細管において，原尿は約100倍の濃縮を受け，薬物濃度が高まります。そのため，難溶性薬物は尿細管や尿路において析出し，腎後性AKIを引き起こします（なお，前述した腎性AKIも，この濃縮により血中と比較して尿細管が高濃度の薬物に曝露されやすいことが原因の一つであると考えられます）。

　これらの薬物自身が析出することにより尿細管閉塞を生じる薬剤は，基本的に腎排泄型です。代表的な薬剤としては抗ヘルペスウイルス薬のアシクロビルやそのプロドラッグであるバラシクロビルが該当します。その他，薬物自体が析出しないにもかかわらず，腫瘍崩壊症候群（tumor lysis syndrome：TLS）を引き起こす抗がん薬のように高尿酸血症を誘発し，その結果として尿酸結石が生じて腎後性AKIを誘発する薬剤もあります。

添付文書や書籍の記載内容と腎排泄型薬剤の 投与量が異なる場合は，必ず変更が必要？

　添付文書や書籍等では，ある腎機能の値を閾値として減量基準が設定されている場合がほとんどです。そのため，その閾値を下回ると，"中毒性有害事象のリスク"を回避するために，どうしても減量しなければいけないという考えになりがちです。**しかしその一方で，投与量を減ずるということは，逆に"治療効果が低下するリスク"が生じるともいえます。**

　したがって，個々の症例ごとに双方のリスクを評価することが必要になります。例えば，過量投与時に傾眠が生じるリスクが高まる薬剤の場合，運送業等常に車を運転するような患者と全く運転しない患者では，リスクの評価が異なります。また，入院中は傾眠のリスクはあまり問題にならなかったとしても，退院後に運転を行うようになったことで問題が生じるというように，同じ患者でも状況によりリスクの評価は変化します。

　重要なことは，「"腎機能の数字"に最適な投与量」を決めることではなく，「目の前にいる"あなたの患者"に最適な投与量」を決めることです。 本項ではそのためのポイントを解説します。

■ポイントその1■：添付文書の腎機能に応じた減量基準はあくまで目安

　Part1で触れられていたとおり，本来腎機能と薬剤の腎クリアランスは"比例関係"にあります。したがって，例えばCCrが1mL/min変化したとしても薬剤の腎クリアランスはほとんど変化しません。そのように考えると，添付文書や書籍に記載されている減量基準の閾値をまたぐか否かということにあまり意味がないことが理解できると思います（**図1**）。特に腎排泄型薬剤を有効かつ安全に継続して服用できている定期処方の患者においては，わずかな腎機能変化に振り回されることなく，本当に減量が必要なのかをしっかりと吟味しましょう。

■ポイントその2■：腎機能推算式は基本的には不正確！

　保険薬局の場合，腎機能評価は実測値ではなく推算式の結果を基に実施されることがほとんどです。しかし，あくまで推算式であるので，その精度はあまり高いとはいえません。例えば，最もよく利用される日本人向け

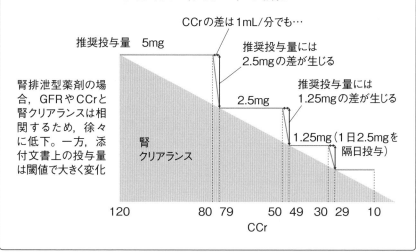

図1　薬剤の腎クリアランスと添付文書の投与量の関係

(近藤悠希,*月刊薬事*, 2019;61(13):72より引用)

eGFR式は,「GFRから±15％の範囲に43％の患者が入る」程度の精度[4]
です。そのため,eGFRが真のGFRから10mL/minほど乖離することは
よくあります。したがって,**推算式により算出された値における数mL/minの差を検討することには,臨床上の意味はありません。**そのため,
前述の添付文書等の減量基準の閾値と同様に,推算式による腎機能の値も
絶対的なものではなく,あくまで目安と考えるべきです。

◤ポイントその3◥：対象薬剤のリスクを正しく評価する

　腎排泄型薬剤が腎機能に応じた投与設計を実施する主な目的は,血中濃

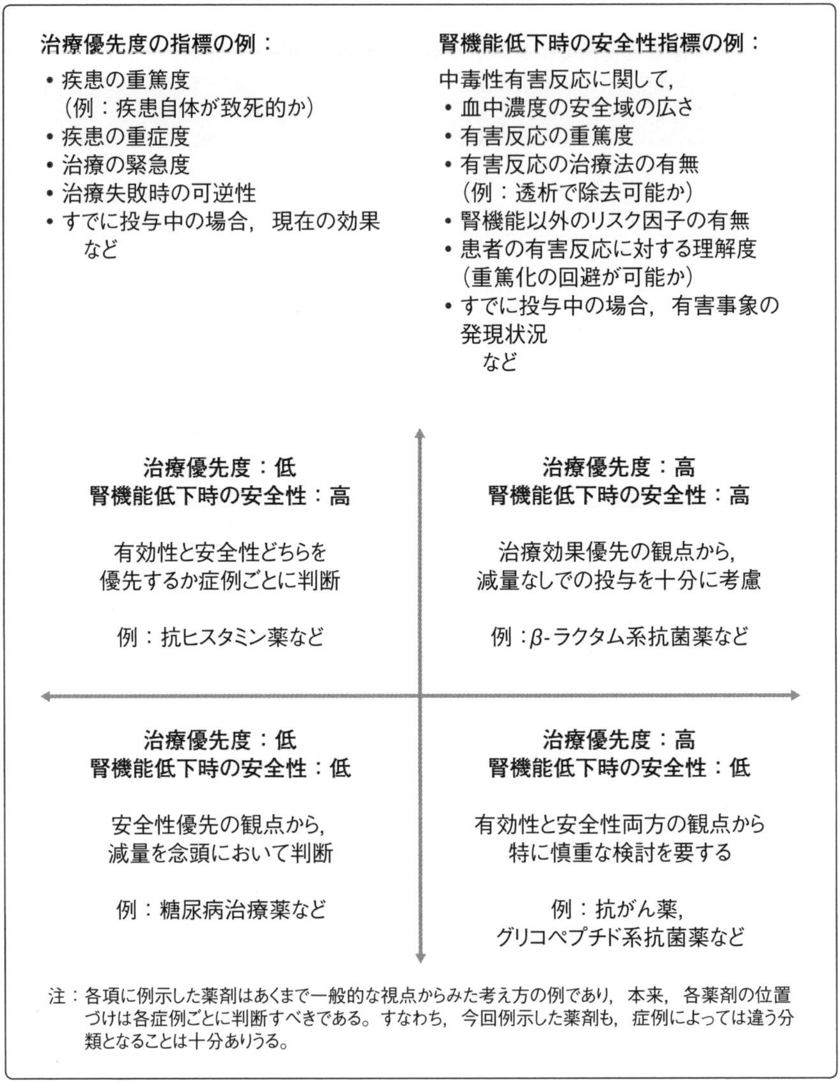

治療優先度の指標の例：
- 疾患の重篤度
  （例：疾患自体が致死的か）
- 疾患の重症度
- 治療の緊急度
- 治療失敗時の可逆性
- すでに投与中の場合，現在の効果
  など

腎機能低下時の安全性指標の例：
中毒性有害反応に関して，
- 血中濃度の安全域の広さ
- 有害反応の重篤度
- 有害反応の治療法の有無
  （例：透析で除去可能か）
- 腎機能以外のリスク因子の有無
- 患者の有害反応に対する理解度
  （重篤化の回避が可能か）
- すでに投与中の場合，有害事象の
  発現状況
  など

治療優先度：低
腎機能低下時の安全性：高

有効性と安全性どちらを
優先するか症例ごとに判断

例：抗ヒスタミン薬など

治療優先度：高
腎機能低下時の安全性：高

治療効果優先の観点から，
減量なしでの投与を十分に考慮

例：β-ラクタム系抗菌薬など

治療優先度：低
腎機能低下時の安全性：低

安全性優先の観点から，
減量を念頭において判断

例：糖尿病治療薬など

治療優先度：高
腎機能低下時の安全性：低

有効性と安全性両方の観点から
特に慎重な検討を要する

例：抗がん薬，
グリコペプチド系抗菌薬など

注：各項に例示した薬剤はあくまで一般的な視点からみた考え方の例であり，本来，各薬剤の位置
づけは各症例ごとに判断すべきである。すなわち，今回例示した薬剤も，症例によっては違う分
類となることは十分ありうる。

図2　腎排泄型薬剤の特徴に基づいた減量の有無に関する考え方

（近藤悠希，*月刊薬事*, 2019;61（13）:73 より引用）

度が上昇した際にその薬剤による中毒性有害反応（薬理作用に関連した有害事象）を回避することです。逆にいえば，**過量投与時に特に中毒性有害反応が起こらない薬剤の場合（医療経済的な視点を除けば），減量の必要性は高くありません。**また，減量により"治療効果が低下するリスク"を考えると，その薬剤がなぜ投与されるのか考慮することも重要です。例えば，初期治療が重要な感染症に比較的安全域の広い抗菌薬を投与するのであれば，治療効果を優先したほうがよい場合が多いでしょう。逆に，万が一効果が十分でなくても次回増量すれば大きな問題とならない2型糖尿病患者にメトホルミンを投与する場合，乳酸アシドーシスのような重篤な中毒性有害反応のリスクを考慮して，あえて少量から開始することも的確な投与方法であると考えられます。

　このような腎排泄型薬剤の特徴に基づいた減量の有無に関する考え方の例を**図2**に示します。なお，例示した薬剤はあくまで疾患の重要度・安全性の観点から相対的に分類したものであり，各症例で腎排泄型薬剤をどう取り扱うべきかは，個別に判断する必要があることには十分留意してください。

引用文献

1) Jun M, James MT, Manns BJ, et al. The association between kidney function and major bleeding in older adults with atrial fibrillation starting warfarin treatment：population based observational study. *BMJ.* 2015；350：h246. doi：10.1136/bmj.h246.

2) Thijs A, Nanayakkara PWB, Ter Wee PM, et al. Mild-to-moderate renal impairment is associated with platelet activation：a cross-sectional study. *Clin Nephrol.* 2008；70(4)：325-331.

3) Pavord S, Myers B. Bleeding and thrombotic complications of kidney disease. *Blood Rev.* 2011；25(6)：271-278. doi：10.1016/j.blre.2011.07.001.Epub 2011 Aug 26.

4) Matsuo S, Imai E, Horio M, et al. Revised equations for estimated GFR from serum creatinine in Japan. *Am J Kidney Dis.* 2009；53(6)：982-992. doi：10.1053/j.ajkd.2008.12.034. Epub 2009 Apr 1.

（近藤悠希）

降圧薬・利尿薬

 ここだけは押さえよう！

▶ レニン・アンジオテンシン系（renin-angiotensin system：RAS）阻害薬の腎保護メカニズムは，輸出細動脈の収縮を解除し，糸球体内圧を低下させることによって，蛋白尿を減少させる作用である。

▶ RAS阻害薬はアンジオテンシンⅡの働きを阻害するため，アルドステロンの分泌を低下させ，結果的にカリウムの排泄が低下し，腎機能低下時は高カリウム血症になるリスクがある。

▶ Triple whammy（RAS阻害薬，利尿薬，NSAIDsの3剤併用）に気をつけよう。腎機能低下時に Triple whammy の組み合わせがあると，急性腎障害（acute kidney injury：AKI）のリスクとなる。

はじめに

　腎機能が低下すると余分な水分と塩分が排泄できなくなり，血液量が増加します。血液量の増加は高血圧につながり，さらに腎臓に負担がかかるため，高血圧とCKD発症の関連性を支持するエビデンスは多く存在します。

　また，CKDは末期腎不全（end-stage kidney disease：ESKD）だけでなく，心血管疾患（cardiovascular disease：CVD）の独立した危険因子であることが知られています。GFRの低下やアルブミン尿・蛋白尿は，お互い独立した機序によりCVDの危険因子となりますが，腎機能低下に伴う高血圧も同様です。このような背景から『エビデンスに基づくCKD診療ガイドライン2018』では，CVD発症抑制，ESKD進展抑制の観点から，目標血圧が設定されています（**表1**）[1]。

　CVDの合併が多いCKD患者において，降圧薬はよく処方されますが，中でもRAS阻害薬は糸球体の輸入細動脈を拡張させず，輸出細動脈を拡

張して，糸球体内圧を低下させることで，結果的に蛋白尿を減少させることができます（**図1**）。このようなRAS阻害薬の腎保護作用の観点から，『エビデンスに基づくCKD診療ガイドライン2018』では，RAS阻害薬は糖尿病合併，または糖尿病非合併の尿蛋白陽性のCKDステージG1～3では第一選択薬に位置づけられ（**表2**），ESKDの進展や全死亡を低下させる点から頻用されています[2]。

　本項では，特にRAS阻害薬について，腎機能低下時における使用上の注意点等を解説します。

表1　CKD患者の目標血圧

	糖尿病合併	糖尿病非合併	
		蛋白尿A1	蛋白尿A2, 3
CKDステージ G1, 2	130/80mmHg 未満を推奨	140/90mmHg 未満を推奨	130/80mmHg 未満を推奨
CKDステージ G3～5	130/80mmHg 未満を提案	140/90mmHg 未満を提案	130/80mmHg 未満を提案

蛋白尿A1：尿蛋白/Cr比0.15g/gCr未満
蛋白尿A2：尿蛋白/Cr比0.15～0.49g/gCr
蛋白尿A3：尿蛋白/Cr比0.5g/gCr以上
（日本腎臓学会・編，エビデンスに基づくCKD診療ガイドライン2018，東京医学社，2018を基に作成）

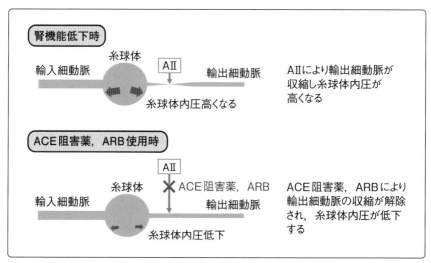

図1　ACE阻害薬，ARBによる腎保護効果模式図

表2 CKD患者への推奨降圧薬

CKD ステージ		75歳未満		75歳以上
		糖尿病，非糖尿病で蛋白尿（＋）	非糖尿病で蛋白尿（－）	
G1〜3	第一選択薬	ACE阻害薬，ARB	ACE阻害薬，ARB，Ca拮抗薬，サイアザイド系利尿薬［体液貯留］から選択	75歳未満と同様
	第二選択薬（併用薬）	Ca拮抗薬［CVDハイリスク］，サイアザイド系利尿薬［体液貯留］		
G4，5	第一選択薬	ACE阻害薬，ARB	ACE阻害薬，ARB，Ca拮抗薬，長時間作用型ループ利尿薬［体液貯留］から選択	Ca拮抗薬
	第二選択薬（併用薬）	Ca拮抗薬［CVDハイリスク］，長時間作用型ループ利尿薬［体液貯留］		

- 軽度尿蛋白（0.15g/gCr）以上を「蛋白尿（＋）」と判定
- 糖尿病，非糖尿病で蛋白尿（＋）の第三選択薬（2剤目の併用薬）として，利尿薬またはCa拮抗薬を考慮する。
- 非糖尿病で蛋白尿（－）の併用薬は，ACE阻害薬とARBの併用を除く2剤または3剤を組み合わせる。
- ステージG4，5でのACE阻害薬，ARB投与は少量から開始し，腎機能悪化や高K血症などの副作用出現時は，速やかな減量・中止またはCa拮抗薬への変更を推奨する。
- 75歳以上のステージG4，5でCa拮抗薬のみで降圧不十分な場合は，副作用に十分注意しながらACE阻害薬，ARB，利尿薬を併用する。

（日本腎臓学会・編，エビデンスに基づくCKD診療ガイドライン2018，東京医学社，2018より引用）

腎機能低下患者に対する治療薬の考え方と使い方

1 高カリウム血症に注意しよう

　『エビデンスに基づくCKD診療ガイドライン2018』第4章「高血圧・CVD」のCQ4には，「CKDステージG4，5ではACE阻害薬，ARBによる腎機能悪化や高カリウム血症に十分注意し，これらの副作用出現時には速やかに減量・中止し（B1），Ca拮抗薬へ変更することを推奨する（C1）」との記載があります。RAS阻害薬はアンジオテンシンⅡの働きを阻害するため，アルドステロンの分泌を低下させ，結果的にカリウムの排泄が低下します。腎機能低下時はカリウムの排泄が低下しているため，高カリウム血症になるリスクがあります（**図2**）ので，CKDステージG4，5では，RAS阻害薬投与による腎機能低下や高カリウム血症に注意が必要です（一方で，サイアザイド系利尿薬の投与では，低カリウム血症が危惧されます）。

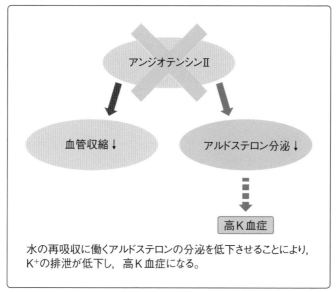

図2　高カリウム血症の模式図

　高カリウム血症への対策としては，「注意が必要な患者」とその「組み合わせ」が処方された際の「有害事象の初期症状」を知ることが重要です。例えば，腎機能低下があり，心疾患等を合併している患者に，抗アルドステロン薬とACE阻害薬やARBの併用処方が出た場合は，高カリウム血症のリスクに着目し，初期症状である「悪心・嘔吐」等の消化器症状や「けいれん」等の筋肉症状が出ていないかを確認しましょう。また，処方薬だけでなく，市販のサプリメント等による過剰なカリウム摂取がないかの確認も必要です。

2　Triple whammyに注意しよう

　RAS阻害薬を服用しているCKD患者では，NSAIDsとの併用にも注意が必要です。特にACE阻害薬，ARB，サイアザイド系利尿薬を服用中の患者にNSAIDsが併用された際は，AKIのリスクが上昇します[3]。

　NSAIDsは輸入細動脈を収縮することで糸球体への血液流入量を低下させます。一方でRAS阻害薬は輸出細動脈を弛緩することでGFRを低下さ

せ，利尿薬にもGFRを低下させる作用があります。この3剤の併用は腎虚血を引き起こし，GFRの低下をもたらし，結果としてAKIのリスクとなるため，"Triple whammy"と呼ばれ，注意喚起がなされています。Triple whammy に位置づけられている薬剤は，**図3**に示したように，服用種類が増えるほど腎機能が悪化するリスクが高いことがわかります[4]。NSAIDsを服用している患者が利尿薬またはACE阻害薬のどちらか一方を併用した場合と，NSAIDsを服用している患者が利尿薬，ARBまたはACE阻害薬の3剤を併用した場合を比較すると，後者のAKIのリスクは前者の1.34倍であり，服用開始後30日間では2倍に上昇するとの報告があります[5]。また，利尿薬またはARBを服用中で，かつ高齢者や腎機能低下患者の場合には，AKIのリスクはさらに上昇するとの報告もあります[6]。ACE阻害薬やARBには腎保護効果がありますが，高齢者でNSAIDs服用中の患者には要注意の薬剤ともいえるのです。

　以上を踏まえて，RAS阻害薬や利尿薬が投与されている患者に遭遇した

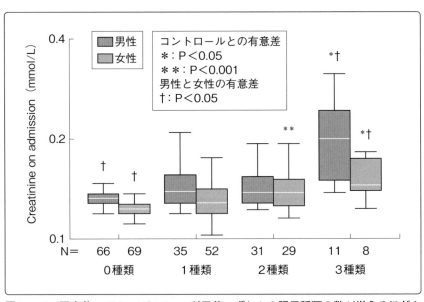

図3　ACE阻害薬，ARB，NSAIDs，利尿薬いずれかの服用種類の数が増えるほどクレアチニン値の増加がみられる

(Loboz KK, et al, *Br J Clin Pharmacol*, 2005;59(2):239-243を基に作成)

際には，他院や市販薬でNSAIDsを服用していないかを聞き取り，Triple whammyの組み合わせになっていないか確認することがとても大切です。

 ## おわりに

　RAS阻害薬の使用に注意が必要な患者がいることも覚えておきましょう。腎動脈狭窄のある患者では，ACE阻害薬やARBの服用により，腎血流量の減少，糸球体濾過圧の低下を来して急速に腎機能が悪化する可能性があるので，投与開始後の1〜2週間は腎機能の確認が必要になります。また，eGFRが前値の30%以上低下した場合や，血清カリウム値が5.5mEq/L以上の上昇がみられた場合には，減量あるいは投与を中止しなければなりません。処方箋と患者への問診だけで腎動脈の狭窄を把握するのは難しいと思いますが，尿量の急激な減少等の症状や高カリウム血症の症状に注意するよう患者に説明しておくとよいでしょう。

服薬後フォローアップのポイント

○ 悪心・嘔吐，しびれや脱力症状等高カリウム血症の初期症状や，尿量の減りに注意しよう。

○ Triple whammyになっていないか他院処方や市販薬も確認を。特に，サプリメントで余剰なカリウム摂取をしていないか，市販薬でNSAIDsを常用していないか等の確認もしよう。

引用文献

1) 日本腎臓学会・編. エビデンスに基づくCKD診療ガイドライン2018. 東京医学社, 2018.
2) Xie X, Liu Y, Perkovic V, et al. Renin-Angiotensin System Inhibitors and Kidney and Cardiovascular Outcomes in Patients With CKD : A Bayesian Network Meta-analysis of Randomized Clinical Trials. *Am J Kidney Dis*. 2016 ; 67(5) : 728-741. doi : 10.1053/j.ajkd.2015.10.011.
3) AKI（急性腎障害）診療ガイドライン作成委員会・編. AKI（急性腎障害）診療ガイドライン2016. *日腎会誌*. 2017 ; 59(4) : 419-533.
4) Loboz KK, Shenfield GM. Drug combinations and impaired renal function -- the 'triple whammy'. *Br J Clin Pharmacol*. 2005 ; 59(2) : 239-243. doi : 10.1111/j.0306-5251.2004.2188.x.

薬効別 Lecture

1 降圧薬・利尿薬

5) Lapi F, Azoulay L, Yin H, et al. Concurrent use of diuretics, angiotensin converting enzyme inhibitors, and angiotensin receptor blockers with non-steroidal anti-inflammatory drugs and risk of acute kidney injury: nested case-control study. *BMJ*. 2013;346:e8525. doi:10.1136/bmj.e8525.

6) Dreischultr T, Morales DR, Bell S, et al. Combined use of nonsteroidal anti-inflammatory drugs with diuretics and/or renin-angiotensin system inhibitors in the community increases the risk of acute kidney injury. *Kidney Int*. 2015;88(2):396-403. doi:10.1038/ki.2015.101. Epub 2015 Apr 15.

（林　八恵子）

抗凝固薬

🪝 **ここだけは押さえよう!**

▶ 直接経口抗凝固薬(direct oral anticoagulant:DOAC)は全て腎機能に基づいた投与設計が必要な薬剤であり,過量投与が出血イベントにつながる可能性があるため,腎機能には特に注意!

▶ アピキサバンは,複数の代謝・排泄経路を有するため腎機能低下患者に比較的使いやすい。

▶ ワルファリンは肝代謝だが,腎機能低下患者において出血率上昇を示すことを知っておこう!

はじめに

　抗凝固薬は,非弁膜症性心房細動患者における虚血性脳卒中及び全身性塞栓症の発症抑制や,深部静脈血栓症及び肺血栓塞栓症の治療・発症抑制等,血栓形成を抑える薬剤として使用されます。抗凝固薬に関しては,薬理作用の面から特に安全管理が必要な医薬品として厚生労働省が定めており,特定薬剤(ハイリスク薬)管理指導加算に該当します。

　抗凝固薬の適応症の一つである心房細動の新規発症率は,男女とも加齢とともに増加する傾向があり,65歳を超える時期から急な増加を示します[1]。

　抗凝固薬は薬理作用の面から特に安全管理を必要とする薬剤であり,適応となる疾患の特徴から腎機能が低下傾向にある高齢者に対して処方されやすいといえます。

腎機能低下患者に対する治療薬の考え方と使い方

　抗凝固薬が比較的高齢者に使用される現状について述べましたが,ここ

からは腎機能低下患者に対して抗凝固薬を使用する際の注意点を中心に，それぞれの薬剤について解説します。

1 DOACについて

　DOACはその名のとおり，トロンビンや第Xa因子等の凝固因子を直接阻害することで血液凝固を抑制する薬剤です。**表1**に示すように，各DOACの作用機序，服用回数は薬剤により少しずつ異なります。共通していえることは，いずれの薬剤も腎機能に応じて減量が必要ということです。ダビガトランは，発売後，半年も経たない時点で重篤な出血を伴い5名の死亡が確認され，安全性速報（ブルーレター）が発表されていますが，この死亡例には腎機能低下患者が複数名含まれていました。また，ダビガトラン以外の他のDOACでも，同様に腎機能低下に伴い，出血リスクが増大[2-5]することがわかっています。そのため，用量設定の際に患者の腎機能を確認することは必須となります。

　また，米国においては透析患者に対する使用が認められているDOACもありますが，日本国内ではどのDOACにおいても透析患者に対する投与は禁忌です（2021年2月時点）。

(1) ダビガトラン（プラザキサ®）

　ダビガトランエテキシラートメタンスルホン酸塩はプロドラッグ製剤であり，エステラーゼで加水分解を受け活性代謝物のダビガトランとなり，凝固カスケードの第II因子であるトロンビンを阻害することで抗凝固作用を示します。ダビガトランを静脈内投与した場合，168時間までに投与量の85%が尿中に排泄される腎排泄型の薬剤であり，他のDOACと比較して腎排泄寄与率が高い薬剤です。そのためCCr30～50mL/minの患者では，投与量を1回110mg 1日2回に減量する必要があり，CCr＜30mL/minに関しては，血中濃度の上昇に伴う出血の危険性が増加するとして禁忌とされています。

　ダビガトランの出血の特徴として，75歳以上において大出血の発現率が増加する傾向があり，特に下部消化管の発現頻度が高い[2]という報告があります。

表1 DOACの特徴

	ダビガトラン	リバーロキサバン	アピキサバン	エドキサバン
作用機序	直接トロンビン阻害	Ⅹa阻害	Ⅹa阻害	Ⅹa阻害
通常の用法・用量	1回150mgを1日2回	①15mgを1日1回 ②発症後の初期3週間は1回15mgを1日2回，その後15mgを1日1回	①1回5mgを1日2回 ②1回10mgを1日2回，7日間投与後，1回5mgを1日2回	③体重60kg以下は30mgを1日1回，体重60kg超は60mgを1日1回 ④30mgを1日1回
患者背景を考慮した用法・用量	経口P-gp阻害薬併用，70歳以上，消化管出血の既往のある患者では，1回110mgを1日2回	強力なCYP3A4阻害剤の併用（禁忌）経口P-gp阻害薬併用（減量を考慮）	①80歳以上，体重60kg以下，血清Cr値1.5mg/dL以上の3項目のうち，2つ以上に該当する場合は，1回2.5mgを1日2回	経口P-gp阻害薬併用（減量を考慮）
通常用量可能な腎機能	CCr≧50mL/min	CCr≧50mL/min	血清Cr値<1.5mg/dL	CCr>50mL/min
腎機能による減量基準	30<CCr<50	①15<CCr<50 ②30<CCr<50※	①15<CCr<50 ②30<CCr<50※（腎機能正常者と同じだが，減量を考慮）	③15<CCr<50 ④30<CCr<50
腎機能に応じた投与量	1回110mgを1日2回 経口P-gp阻害薬併用患者には投与を避ける※	①10mgを1日1回 ②腎機能正常者と同じだが，減量を考慮※	①1回2.5mgを1日2回 ②腎機能正常者と同じだが，減量を考慮※	③30mgを1日1回 ④15mgを1日1回
原則禁忌（CCr）	<30mL/min	①<15mL/min ②<30mL/min	①<15mL/min ②<30mL/min	③<15mL/min ④<30mL/min
腎排泄寄与率	約85%	約36%	約27%	約49%

※：日本腎臓病薬物療法学会・編，腎機能別薬剤投与量POCKETBOOK第3版，じほう，2020より
①非弁膜症性心房細動患者における虚血性脳卒中及び全身性塞栓症の発症抑制
②静脈血栓塞栓症の治療及び再発抑制
③非弁膜症性心房細動患者における虚血性脳卒中及び全身性塞栓症，静脈血栓塞栓症の発症抑制
④下肢整形外科手術施行患者における静脈血栓塞栓症の発症抑制
経口P-gp阻害薬：ベラパミル，クラリスロマイシン，エリスロマイシン，シクロスポリン，キニジン，リトナビル，プロパフェノン等

（各薬剤の添付文書，インタビューフォームを基に作成）

(2) アピキサバン（エリキュース®）

　アピキサバンは，代謝・排泄経路が複数あり，主に腎臓や肝臓，一部は腸管から消化液・胆汁として排泄されるため，腎排泄率が27%と低い薬剤です。アピキサバン10mgを経口投与した場合，正常腎機能患者（CCr＝100mL/min）と比較して，軽度（CCr＝65mL/min），中等度（CCr＝40mL/min），重度（CCr＝25mL/min）の腎機能障害患者では，アピキサバンの$AUC_{0-\infty}$の増加率はそれぞれ16%，29%，38%，さらに15mL/minと末期腎不全に近い場合でも44%と推定[6]されています。このように，アピキサバンは腎機能低下患者における薬物動態パラメータの変化が小さく，他のDOACに比べて腎機能低下患者に対して使用しやすい印象があります。しかしながら，有害事象である大出血発現に関しては，他のDOAC同様に腎機能に応じた出血リスク増加を示しているため，血中濃度を整えるための用量調節は必要です。具体的には，年齢75歳以上，体重60kg以下を境に出血リスクが増加傾向を示す[4]といわれています。

(3) エドキサバン（リクシアナ®）

　エドキサバンは，最高血中濃度到達時間は1〜3時間，血中半減期は6〜11時間程度です。腎臓から約50%，腎臓以外から約50%が排泄されます。健康成人（CCr＞80mL/min），軽度（80≧CCr≧50mL/min），中等度（50＞CCr≧30mL/min），高度（30mL/min＞CCr）において，15mgを単回投与した場合，健康成人に対してAUCがそれぞれ1.4倍，1.8倍，1.9倍[7]程度とされています。

　出血傾向に関しては，体重60kgを境に大出血の発現率が上昇するため，減量基準として設定されています。また，40kg未満の低体重患者に対する使用経験が少ないことから，出血の危険性が増大する可能性があるため，慎重に投与することとなっています。

　アピキサバンは分2で服用するのに対して，エドキサバンは分1の服用であるため，アドヒアランスを保つ観点からは，患者によってエドキサバンの選択がメリットになるかもしれません。

(4) リバーロキサバン（イグザレルト®）

　リバーロキサバンは，バイオアベイラビリティがほぼ100%，未変化体

として腎臓から排泄されるのは全体の30%程度で，70%弱が肝臓で代謝を受けます。また，血中濃度に人種差が認められていたため，日本で第三相試験（J-ROCKET AF）を行い，日本人向けの用量を設定した経緯のある薬剤です。

CCr30〜49mL/minの患者に対しては，1日1回10mgに減量して対応します。出血傾向に関して，患者背景を確認すると，重大な出血または臨床上問題となる出血に関しては75歳，体重では50kgを境にそれよりも小さい患者で出血リスクが増加傾向を示す[8]ため，これらの条件に当てはまるような高齢者で低体重の患者に使用する場合は，出血に十分な注意が必要です。

2 DOACのピットフォール

DOACは，腎機能に応じた投与量調節以外にも，薬物間相互作用にも目を向けなければなりません。DOACは，P糖蛋白質（P-glycoprotein：P-gp）やシトクロムP450（CYP）3A4の基質となるため，併用薬との相互作用を見落とさないように確認する必要があります（**表2**）。

腎移植患者で使用されるシクロスポリンはCYP3A4の基質であり，同代謝酵素で代謝される薬剤と競合的拮抗作用を示すことで併用薬の血中濃度上昇を招きます。さらに，P-gp阻害作用を有するため，P-gpの基質となる薬剤と併用する場合も注意が必要です。

ダビガトランに関しては，P-gp阻害薬であるベラパミルと新規で併用することでAUC$_{0-\infty}$が2.43倍と上昇するため，新規の併用に関しては少なくともベラパミルを服用する2時間以上前にダビガトランを服用する必要があります。また，わが国のダビガトランの添付文書には，「中等度の腎機能低下のある患者」及び「P-gp阻害薬を併用している場合」，それぞれの減量基準は示されていますが（**表3**），その両方に該当する，すなわち「中等度の腎機能低下患者がP-gp阻害薬を併用した場合」の用法の記載がありません。理論的には，当然さらなる減量が必要なことは明らかであり，より慎重な対応が求められます（参考情報：米国の添付文書では75mgを1日2回という，さらなる減量基準が明記されています）。

表2　DOACで注意が必要な薬物間相互作用

	ダビガトラン	リバーロキサバン	アピキサバン	エドキサバン
CYP3A4の関与	×	○	○	△（10%未満）
P-gpの関与	○	○	○	○
併用薬による減量基準	禁忌 イトラコナゾール	禁忌 アゾール系抗真菌薬（フルコナゾールを除く経口及び注射剤） HIVプロテアーゼ阻害薬（リトナビル等） コビシスタット含有製剤	―	本来60mgが投与される適応症の体重60kg超の患者で，以下のいずれかを併用時 ● キニジン ● ベラパミル ● エリスロマイシン ● シクロスポリン
併用薬による減量考慮	P-糖蛋白阻害剤（経口剤） 　ベラパミル 　アミオダロン 　タクロリムス 　シクロスポリン 　リトナビル等	フルコナゾール クラリスロマイシン エリスロマイシン	アゾール系抗真菌薬（フルコナゾールを除く） リトナビル等	アジスロマイシン クラリスロマイシン イトラコナゾール ジルチアゼム アミオダロン リトナビル等
作用が減弱する可能性がある併用薬	P-糖蛋白誘導剤 リファンピシン カルバマゼピン セント・ジョーンズ・ワート等	リファンピシン フェニトイン カルバマゼピン フェノバルビタール セント・ジョーンズ・ワート	―	―

（各薬剤の添付文書，インタビューフォームを基に作成）

表3　プラザキサの添付文書記載内容

7. 用法及び用量に関連する注意

7.1　以下の患者では，ダビガトランの血中濃度が上昇するおそれがあるため，本剤1回110mg 1日2回投与を考慮すること。
● 中等度の腎障害（クレアチニンクリアランス30-50mL/min）のある患者
● P-糖蛋白阻害剤（経口剤）を併用している患者

7.2　以下のような出血の危険性が高いと判断される患者では，本剤1回110mg 1日2回投与を考慮し，慎重に投与すること。
● 70歳以上の患者
● 消化管出血の既往を有する患者

（日本ベーリンガーインゲルハイム，プラザキサ添付文書（第1版）より抜粋）

3 ワルファリン

　ワルファリンは，ビタミンK依存性の凝固因子を阻害することで，血液凝固を抑える働きがあり，凝固カスケードの第Ⅱ・Ⅶ・Ⅸ・Ⅹ因子を阻害します。ワルファリンは，ほぼ100%肝臓で代謝される肝代謝型の薬剤です。そのため，腎機能が低下しても体内動態が大きく変動することはありません。しかし，腎機能低下に伴い出血のリスクが増加する[9,10]という報告があります。この機序は完全には解明されていませんが，腎機能低下患者では尿毒症の影響により血小板機能が低下しており[11,12]，そもそも出血リスクが高いこと等が想定されます。また，NSAIDsの併用によって，NSAIDsの薬剤有害事象である腎機能の悪化及び消化管障害，薬理作用である抗血小板作用，CYP2C9阻害作用や遊離型ワルファリンの増加（この蛋白結合率の変化は影響が少ないともいわれています）等により，出血リスクが増加する[13]可能性があるため，併用薬にも注意が必要です。

おわりに

　DOACは腎機能に応じて減量する薬剤ですが，減量後の出血に関する確認だけではなく，血栓イベントが発生していないか，それに伴う握力低下や発語障害等の自覚症状が現れていないかを確認する必要があると思われます。またワルファリンは，腎機能に基づいた投与設計が必須ではないものの，腎機能低下患者における出血リスク増加や，その他併用薬等の患者背景によって効果が増強する可能性が懸念されます。抗凝固薬が新規・継続処方されている患者では，腎機能や安全性はもちろん，有効性についてもモニタリングするようにしましょう。

> **服薬後フォローアップのポイント**
>
> ○ DOAC開始後，患者の腎機能の変動に注意し，減量・禁忌のボーダー付近になったら適切に介入しよう！

> ○ 腎機能に基づいた投与設計ができているとしても，腎機能低下例では出血イベントの危険性が高いことを念頭に！
>
> ○ DOACからワルファリンに切り替える際は，相互作用に注意が必要な薬が変わることを視野に入れよう！

引用文献

1) Kannel WB, Abbott RD, Savage DD, et al. Coronary heart disease and atrial fibrillation: the Framingham study. *Am Heart J*. 1983;106(2):389-396. doi:10.1016/0002-8703(83)90208-9.

2) Eikelboom JW, Wallentin L, Connolly SJ, et al. Risk of bleeding with 2 doses of dabigatran compared with warfarin in older and younger patients with atrial fibrillation: an analysis of the randomized evaluation of long-term anticoagulant therapy (RE-LY) trial. *Circulation*. 2011;123(21):2363-2372. doi:10.1161/CIRCULATIONAHA.110.004747. Epub 2011 May 16.

3) Hori M, Matsumoto M, Tanahashi N, et al; J-ROCKET AF study investigators. Safety and efficacy of adjusted dose of rivaroxaban in Japanese patients with non-valvular atrial fibrillation: subanalysis of J-ROCKET AF for patients with moderate renal impairment. *Cric J*. 2013;77(3):632-638. doi:10.1253/circj.cj-12-0899. Epub 2012 Dec 8.

4) Granger CB, Alexander JH, McMurray JJ, et al; ARISTOTLE committees and Investigators. Apixaban versus warfarin in patients with atrial fibrillation. *N Engl J Med*. 2011;365(11):981-992. doi:10.1056/NEJMoa1107039. Epub 2011 Aug 27.

5) Giugliano RP, Ruff CT, Braunwald E, et al. Edoxaban versus warfarin in patients with atrial fibrillation. *N Engl J Med*. 2013;369(22):2093-2104. doi:10.1056/NEJMoa1310907. Epub 2013 Nov 19.

6) ブリストル・マイヤーズ スクイブ. エリキュース錠インタビューフォーム（第9版）.

7) 第一三共. リクシアナ錠・OD錠インタビューフォーム（第11版）.

8) バイエル薬品. イグザレルト錠・OD錠・細粒分包インタビューフォーム（第11版）.

9) Limdi NA, Beasley TM, Baird MF, et al. Kidney function influences warfarin responsiveness and hemorrhagic complications. *J Am Soc Nephrol*. 2009;20(4):912-921. doi:10.1681/ASN.2008070802. Epub 2009 Feb 18.

10) Jun M, James MT, Manns BJ, et al. The association between kidney function and major bleeding in older adults with atrial fibrillation starting warfarin treatment: population based observational study. *BMJ*. 2015;350:h246. doi:10.1136/bmj.h246.

11) Thijs A, Nanayakkara PWB, Ter Wee PM, et al. Mild-to-moderate renal impairment is associated with platelet activation: a cross-sectional study. *Clin Nephrol*. 2008;70(4):325-331.

12) Pavord S, Myers B. Bleeding and thrombotic complications of kidney disease. *Blood Rev*. 2011;25(6):271-278. doi:10.1016/j.blre.2011.07.001. Epub 2011 Aug 26.

13) Kohl C, Steinkellner M. Prediction of pharmacokinetic drug/drug interactions from In vitro data: interactions of the nonsteroidal anti-inflammatory drug lornoxicam with oral anticoagulants. *Drug Metab Dispos*. 2000;28(2):161-168.

（陳尾祐介）

薬効別 Lecture

2

抗凝固薬

抗不整脈薬

ここだけは押さえよう！

▶ 薬剤ごとの特徴的な心外性の有害事象を押さえよう。特に，ジギタリス中毒症状（ものが黄色く見える，目がちかちかする，悪心・嘔吐）やシベンゾリン中毒症状（おなかがすく，冷や汗をかく等の低血糖症状），ジソピラミドの有害事象（口喝や排尿障害等の抗コリン症状）を覚えよう。

はじめに

　抗不整脈薬は心不全患者に併発する心室性不整脈の治療に用いられます。心不全患者の突然死予防は植込み型除細動器（implantable cardioverter defibrillator：ICD）による治療が主体であり，抗不整脈薬は多くの場合，不整脈の発作頻度を低下させる補助的な役割で使用されます。

　その一方で，抗不整脈薬や強心配糖体は治療の安全域が狭く，血中濃度が高くなった際は重篤な有害事象（催不整脈作用，心抑制作用，低血糖等）の発現リスクが高まります。また，**表1**[1] に示したように，薬剤によっては腎排泄型の薬剤があり，投与量が多いと催不整脈等の有害事象があることがわかります。代謝機能の低下した高齢者や，腎機能低下患者に投与される際には，血中濃度上昇による有害事象に注意しながら，減量や投与間隔の延長が必要となりますので，本項では，薬剤ごとに注意すべき事項と対応について解説します。

表1　抗不整脈薬の作用機序と排泄率

分類	作用機序		薬剤名	尿中未変化体排泄率※1	過量投与時の副作用	透析性	禁忌
Ⅰa	Naチャネル遮断	活動電位持続時間延長	シベンゾリン	50〜60%	低血糖 催不整脈作用	×	禁忌
			ジソピラミド	50〜60%	抗コリン作用 催不整脈作用	○	
			プロカインアミド	50〜60% ※2（NAPA：80%）	催不整脈作用 無顆粒球症	○	
Ⅰb		活動電位持続時間短縮	リドカイン	5%以下	呼吸抑制	×	
			メキシレチン	10%	腎不全 精神神経症状	×	
Ⅰc		活動電位持続時間不変	フレカイニド	30%	催不整脈作用	×	
			ピルシカイニド	80%	催不整脈作用	△	
Ⅱ	β受容体遮断		プロプラノロール	5%未満	血圧低下	×	
Ⅲ	活動電位持続時間延長		アミオダロン	0%	肝障害	×	
			ソタロール	80〜90%	徐脈 低血圧	○	禁忌
Ⅳ	Caチャネル遮断		ベラパミル	3%以下	徐脈	×	
			ジルチアゼム	5%未満	徐脈		

※1　透析患者への投薬ガイドブック参照
※2　投与量の約25%が活性代謝物 N-acetylprocainamide（NAPA）に代謝される

（平田純生，他・編著，透析患者への投薬ガイドブック 改訂3版，じほう，2017を基に作成）

🩸 腎機能低下患者に対する治療薬の考え方と使い方

1 ジソピラミド，シベンゾリン

　Vaughan Williams分類でclass Ⅰa群に分類されるシベンゾリンやジソピラミドは腎排泄型薬剤であり，腎機能低下時に血中濃度が上昇します。この時，有害事象として低血糖が現れることがありますが，これは，シベンゾリンやジソピラミドが膵臓β細胞のK_ATPチャネル活性を抑制し，インスリン分泌を促すことに起因するとされています[2]。血糖降下薬を服用していないのに，空腹時にふらつきやめまいがするといった症状が現れた

際は，低血糖を疑う必要があることを覚えておきましょう。

また，心外性の有害事象は比較的血中濃度依存性といわれているため，シベンゾリンは腎機能低下患者では腎クリアランス・非腎クリアランスがともに低下し，血中濃度が高くなる可能性がありますので注意が必要です。シベンゾリンの至適血中濃度は70～250ng/mLとされていますが，あくまでも参考値であり，幅もかなり広くなっています。『2015年版　循環器薬の薬物血中濃度モニタリングに関するガイドライン』では，抗不整脈薬の効果は血中濃度のみで予測できるものではなく，心電図所見，運動負荷試験，患者の自他覚症状を含めた薬剤の反応性から判断するよう記載されています[3]。しかしながら，有害事象を疑った際や，アドヒアランスの確認目的で血中濃度を測定することは有効と考えられます。

ジソピラミドは塩基性薬物であるため，アルブミンではなくα_1-酸性糖蛋白質（α_1-acid glycoprotein：AAG）と結合します。特に腎不全患者ではAAGが上昇するため，蛋白結合率が上昇し，遊離型分率が低下します。さらに腎機能低下患者では活性代謝物のMIPの蓄積による抗コリン症状に注意が必要です。徐放錠は重篤な腎障害患者には禁忌です。

両剤は腎機能低下時に投与量の減量が必要な場合がありますので，**表2**に腎機能別の推奨投与量を示します[1]。

2 ピルシカイニド

class Ic群に属する腎排泄型のピルシカイニドは，心外性の有害事象は少ないものの，血中濃度上昇時は刺激伝導障害（ナトリウムチャネル抑制効果によるもの）を起こす危険性があります。さらに腎外クリアランスが少ないため，腎機能低下時や高齢者では特に注意が必要です。また，透析

表2　腎機能低下時のシベンゾリン，ジソピラミド投与量

CCr（mL/min）	＞50	10～50	＜10
シベンゾリン	200～400mg/日	50mgを1日1～2回	25mgを1日1回
ジソピラミド ※徐放錠は重篤な腎障害患者には禁忌		100～200mgを 12～24hrおき	100～200mgを 24～48hrおき

（平田純生，他・編著，透析患者への投薬ガイドブック 改訂3版，じほう，2017を基に作成）

患者への常用量投与は死亡例も報告されていますので，透析患者における過量投与にも十分注意しましょう。

ピルシカイニドは脂溶性が非常に低く，大部分が腎臓より未変化体で排泄される薬剤です。特にCCrが50mL/min以下ではクリアランスが低下することが報告されています[4]。また，ピルシカイニドの至適血中濃度は0.2～0.9μg/mLと報告[5]されており，0.9μg/mLを超えると有害事象を起こす可能性があります。そこで，ピルシカイニドの投与設計に有用なのが初期投与ノモグラムです（**表3**）[4]。

このノモグラムはCockcroft-Gault式を利用している点，トラフ濃度が0.4μg/mLになるように算出されている点を理解しておく必要があります。さらに，上野らはこのノモグラムを使用した際の予測血中濃度では，CCr20～40mL/minの患者の約35%が0.6μg/mL以上になると予測されると報告しています[4]。したがって，腎機能低下時はさらに慎重な投与設計が必要になると思われます。

3 強心配糖体：ジゴキシン

ジゴキシンの排泄は糸球体濾過とP糖蛋白質（P-glycoprotein：P-gp）を介した尿細管分泌であり，腎臓より約70%が未変化体で排泄されます。そのため，腎機能低下時は血中濃度の上昇に注意が必要です。また，蛋白

表3　腎機能に応じたピルシカイニド初期投与ノモグラム

CCr (mL/min) ＼ 体重 (kg)	～50	50～70	70～
0～19	(25mg/2日)		
20～29	25		50
30～39	50	50	75
40～59	50	75	100
60～79	50	75	100
80～99	75	100	150
100～	75	100	150

（上野和行，他，*Pharma Medica*，2003;21(6):165-171 より引用）

結合率が低いため臓器移行性が高く，分布容積が大きいことから，中毒時は透析でも除去されにくい薬剤でもあります。特徴的な有害事象としてジギタリス中毒が知られており，視覚障害（ものが黄色く見えたり，目がちかちかしたりする）や食欲不振，悪心・嘔吐，下痢，高度徐脈等の症状が現れます。

　ジゴキシンの有効性・安全性を再評価するために北米の302施設の参加を得て行われた試験（digitalis investigation group trial：DIG試験）のサブスタディでは，ジゴキシン濃度に比例して死亡率が増大することが報告されており[6]，ジギタリス中毒の発現を減少させるために，投与にあたってはTDMを実施することが推奨されています（『2015年版　循環器薬の薬物血中濃度モニタリングに関するガイドライン』　推奨グレードB)[3]。ただし，血中濃度が平衡状態に達するには8時間以上必要なため，採血は投与後8時間以上経過してから行う必要があります。通常はトラフ値（服用前）を採血するのが望ましく，外来で採血する場合は服用と採血のタイミングを確認する必要があります。例えば，朝食後にジゴキシンを服用した患者が，午前中に受診し，採血をした場合のジゴキシンの血中濃度はトラフ値（服用前）ではなく，服用後の値であるため評価には注意が必要です。

　ジゴキシンの目標血中濃度は，一般に0.5～2.0ng/mLといわれていました[7]が，日本人を対象とした研究では，1.5ng/mLを超えると消化器系の有害事象が多いとの報告もあります[8]。以上の点から，効果が得られれば低濃度が望ましいと考えられています（表4）。また，DIG試験のサブスタディでは，左室駆出率（left ventricular ejection fraction：LVEF）45%以下の洞調律の心不全患者の至適血中濃度として，0.5～0.8ng/mLが提案されています[6]。

表4　ジゴキシンの目標血中濃度

	トラフ値
一般	0.5～1.5ng/mL
収縮不全による心不全患者	0.9 ng/mL以下が望ましい

（日本循環器学会，他，2015年版　循環器薬の薬物血中濃度モニタリングに関するガイドライン，2016を基に作成）

　ジゴキシンの初期投与設計で有用なのが，上野らのノモグラムです（**表5**）[9]。ただし，このノモグラムのCCrはCockcroft-Gault式を利用している点，目標血中濃度が1.0ng/mLとなるよう算出された点を理解しておく必要があります。ジゴキシンの血中濃度が定常状態に達するには7日ほどかかるため，投与変更は定常状態の7日目の血中濃度測定後が望ましいといえます。

　また，ジゴキシンは分布容積が大きく，透析で効率よく除去できない可能性もあるため，透析患者に使用する際は頻回のTDMが必要です。また，透析患者では定常状態に達するまでに腎機能正常者よりさらに時間がかかるため，採血のタイミングにも注意する必要があります。

　さらに，同じく抗不整脈で併用される可能性のある，class Ⅲ群のアミオダロンや，class Ⅳ群のベラパミルのようなP-gpの阻害作用をもつ薬剤との併用により，ジゴキシンの血中濃度上昇が起こる可能性があります。併用薬に変更がある際も血中濃度の確認や，前述した消化器症状や視覚障害等の有害事象症状を確認する必要があります。

表5　腎機能に応じたジゴキシン初期投与ノモグラム

Ccr (mL/min)	(A) Age＜70yr 投与量 (mg/day) body weight (kg)				Ccr (mL/min)	(B) Age≧70yr 投与量 (mg/day) body weight (kg)			
	＜50	50-59	60-69	70≦		＜50	50-59	60-69	70≦
＜10	0.0625				＜10	0.0625			
10-19			0.10		10-19				
20-29	0.10				20-29	0.10			
30-39					30-39				
40-49	0.125				40-49	0.125			
50-59					50-59				
60-69		0.20			60-69				
70-79					70-79	70≦Age＜80 0.20 Age≧80 0.125			
80-89					80-89				
90-99			0.25		90-99				
100≦					100≦				

（上野和行, 他, *Geriatr Med*, 2002;40(6):835-841より引用）

服薬後フォローアップのポイント

○ 高齢者や腎機能低下患者がシベンゾリンやジソピラミドを服用している場合は，低血糖症状や抗コリン症状（排尿障害や口渇）が出ていないかを必ず問診しよう。

○ 高齢者や腎機能低下患者がジゴキシンを服用している場合は，①吐き気や消化器症状，視覚障害が出ていないか，②ノモグラムを利用し，適切な用量（目標トラフ値には注意）になっているか，③血中濃度に影響を与える薬剤を併用していないかを確認しよう。

引用文献

1) 平田純生, 古久保 拓・編著. 透析患者への投薬ガイドブック 改訂3版. じほう, 2017.

2) 長嶋一昭, 稲垣暢也. 臨床薬剤の糖代謝への影響 抗不整脈薬. *Diabetes Frontier*. 2007;18(4):371-375.

3) 日本循環器学会, 日本TDM学会. 2015年版 循環器薬の薬物血中濃度モニタリングに関するガイドライン. 2016 (http://jstdm.umin.jp/guidelines/JCS2015_Original.pdf 2020年11月11日閲覧).

4) 上野和行, 川井仁之, 田中一彦, 他. ピルジカイニドの体内動態の特徴と初期投与ノモグラムの検討. *Pharma Medica*. 2003;21(6):165-171.

5) 清水賢巳, 北 義人, 由雄裕之, 他. 腎機能障害例における塩酸ピルジカイニド（サンリズム®）の投与量とその有効性に関する検討. *薬理と治療*. 1994;22(8):3717-3725.

6) Rathore SS, Curtis JP, Wang Y, et al. Association of serum digoxin concentration and outcomes in patients with heart failure. *JAMA*. 2003;289(7):871-878. doi:10.1001/jama.289.7.871.

7) Campbell TJ, Williams KM. Therapeutic drug monitoring: antiarrhythmic drugs. *Br J Clin Pharmacol*. 2001;52(Suppl 1):21S-34S. doi:10.1046/j.1365-2125.2001.0520s1021.x.

8) 上野和行, 内海順子, 石田保晴, 他. ジゴキシンの副作用発現頻度に及ぼすTDMの寄与. *病院薬学*. 1995;21(2):105-108. doi:https://doi.org/10.5649/jjphcs1975.21.105.

9) 上野和行, 田中秀子. 日本人のジゴキシン体内動態の解析と初期投与ノモグラムの作成. *Geriatr Med*. 2002;40(6):835-841.

（林 八恵子）

血糖降下薬

🔖 ここだけは押さえよう！

▶ 糖尿病性腎臓病（diabetic kidney disease：DKD）の観点から，糖尿病患者の定期的な腎機能確認はとても重要！

▶ まずは，スルホニル尿素（SU）薬，ビグアナイド系薬，ナトリウム-グルコース共輸送体2（sodium-glucose cotransporter 2：SGLT2）阻害薬処方患者で，腎機能の確認を徹底しよう！

▶ 腎保護作用を期待して処方されている薬剤（グルカゴン様ペプチド-1（GLP-1）受容体作動薬，SGLT2阻害薬）を要チェック！

▶ 配合剤処方患者が腎機能障害を有する場合，用量設定が難しければ単剤への切り替えを相談しよう！

はじめに

　糖尿病には，神経障害，網膜症，腎症の三大合併症のリスクがあります。その一つである糖尿病性腎症は，日本透析医学会の「わが国の慢性透析療法の現況2018年12月31日現在」によると1998年以降，過去20年にわたって透析導入患者の原疾患第一位を維持しています。さらに近年では，アルブミン尿，ネフローゼ症候群等を伴う最小血管症としての糖尿病性腎症のみならず，尿蛋白が少なく全身の動脈硬化性病変を合併する非典型的な病態も併せて，DKDと表現されるようになってきました（**図1**）[1]。つまり，アルブミン尿の有無にかかわらず，糖尿病患者の血糖管理はCKD患者の腎機能を保持するために非常に重要ということになります。したがって，血糖降下薬が処方されている時点で，先手を打って患者がCKDかどうかの確認をすることが大切だと思います。

　血糖降下薬は，血糖を低下させるという使用目的は同じですが，作用機

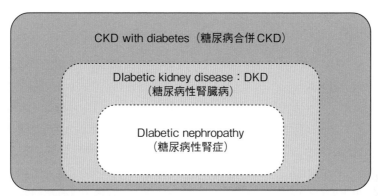

DKDは典型的な糖尿病性腎症に加え，顕性アルブミン尿を伴わないままGFRが低下する非典型的な糖尿病関連腎疾患を含む概念である。さらに糖尿病合併CKDは，糖尿病と直接関連しない腎疾患（IgA腎症，PKD等）患者が糖尿病を合併した場合を含む，より広い概念である（糖尿病性腎症，DKD，糖尿病合併CKDは現時点で厳密に鑑別することは必ずしも容易ではなく，境界は破線で示した）。

図1　DKD の概念図
（日本腎臓学会・編，エビデンスに基づくCKD診療ガイドライン2018，東京医学社，2018より引用）

序・薬物動態・有害事象等は薬剤ごとに異なる特徴を有しており，CKD患者に特化して注意が必要な点もさまざまです。本項では，腎機能障害を有する患者に対して血糖降下薬を使用する際の注意点について解説します。

腎機能低下患者に対する治療薬の考え方と使い方

インスリン製剤

インスリンは腎臓で代謝されるため，腎機能の低下に伴って消失が遅延します。製剤ごとに注意すべき点は今のところ示されていませんが，GFRもしくはCCrが60mL/min未満では75％に減量，15mL/min未満では50％に減量するとされています。

特にCKD患者がインスリン治療を導入する際には，前述の理由で低血糖の発現により注意が必要と思われるため，低血糖時の対策について適切

に指導しましょう。

2 SU薬

　SU薬は，どれも未変化体の尿中排泄率が低いため，「腎機能に応じた投与設計は必要ない」と考えてしまう可能性があり，ここがまず陥りやすいピットフォールです。実際には，SU薬の作用により分泌促進されたインスリンが腎代謝であることや，さらに血糖降下作用をもつ活性代謝物が尿中排泄されやすい等の理由により，CKD患者では減量投与が必要であり，CCr 30mL/min未満では禁忌とされています。SU薬をはじめて処方された患者がCKDだと判明した場合や，SU薬を継続処方されている患者のCKDステージがG4に近づいている場合等では，まず用量を確認したうえで，低血糖のリスクを考慮し他剤へ変更することを検討してください。

　ただし，SU薬の中でも，グリクラジドは主代謝物であるカルボキシル体が血糖降下作用を有さず，活性を有する副代謝物の血糖降下作用も未変化体の1/3程度であるとされていることから，他のSU薬と比較するとCKD患者でも安全に使用できると思われます。実際，SU薬による重症低血糖リスクを比較したメタアナリシスでは，グリメピリドやグリベンクラミド使用患者と比較して，グリクラジド使用患者で低血糖リスクが低かったことも示されています[2]。実臨床においては，高度腎障害患者でインスリン治療が適用できず血糖コントロールが不良な患者の場合，どうしてもSU薬を選択せざるをえない場面は少なからずあるでしょう。そのような場合にグリクラジドを選択することで，低血糖リスクの側面では比較的安全に使用できるのではないかと考えられます。

3 速効型インスリン分泌促進薬

　ナテグリニドは，SU薬と同様に，血糖降下作用を有する代謝物が尿中排泄されやすいためCKD患者で活性代謝物が蓄積しやすく[3]，高度腎障害患者では禁忌です。

　ミチグリニドは，尿中排泄率が低いにもかかわらずCKD患者で半減期が延長することが添付文書にも記載されており，1日7.5〜15mgの低用

量から開始するのがよいと思われます。

レパグリニドは，代謝物には血糖降下作用がなく，他の2剤と比較して，CKD患者でも大幅な減量なく適用することができます。ただし，他の2剤と比較して少し作用時間が長いことは念頭に置いたほうがよいでしょう。さらに，レパグリニドは主にCYP2C8で代謝される薬剤であり，抗血小板薬のクロピドグレルや抗菌薬のスルファメトキサゾール・トリメトプリム（ST）合剤等のCYP2C8阻害作用を有する薬剤との併用により消失が遅延し[4,5]，低血糖につながる可能性があるため，併用薬との特徴的な相互作用に注意が必要です。

4 α-グルコシダーゼ阻害薬

アカルボース，ボグリボースに関しては，透析患者を含むCKD患者で安全に使用できます。ミグリトールに関しては，一部消化管吸収された未変化体が腎排泄性のため慎重な投与が望ましいとされています。

5 チアゾリジン系薬

わが国においては，ピオグリタゾンは重度腎障害患者では禁忌となっています。重大な有害事象として，心不全の増悪あるいは発症，循環血漿量の増加によると考えられる浮腫のリスクが添付文書において注意喚起されています。CKD患者は腎機能の悪化に伴い尿量が低下し浮腫になりやすいため，CKD患者に対してピオグリタゾンが処方された際には，この薬剤の必要性と危険性について処方医と情報共有する機会を設けてもよいと思います。

6 ビグアナイド系薬

古典的な薬剤ですが，いまだ2型糖尿病患者に幅広く処方されています。

ビグアナイド系薬は，有害事象として低血糖だけでなく，下痢・嘔吐等の消化器症状，肝臓における過剰な糖新生抑制による乳酸アシドーシスを起こすリスクがあります。尿中排泄率が高い腎排泄型薬剤のため，ビグアナイド系薬処方患者において腎機能の確認は非常に重要です。

ブホルミンは，CCr 70mL/min 未満で禁忌なので，CKD であるとわかった時点で他薬への切り替えを提案しましょう。

メトホルミンは，2019年の日本糖尿病学会からのRecommendationによりCKD患者への用量設定が明確にされていますので，それを基に腎機能を確認し投与の是非の検討や用量設定を行いましょう[6]。

ビグアナイド系薬は脱水や下痢・嘔吐，乳酸アシドーシス等のリスクがあります。一方で，CKD患者は利尿薬やRAS阻害薬等を併用していることが多いため，それらの薬剤による脱水や腎前性腎障害の可能性も念頭に置きながら，脱水を防ぐための飲水指導やシックデイ対策をすることが重要と思われます。

7 ジペプチジルペプチダーゼ-4（DPP-4）阻害薬

2019年9月に，トレラグリプチンの添付文書が改訂され，高度腎障害以降でも減量して適用可能となったことから，実質どのDPP-4阻害薬でもCKD患者に使用できるようになりました。

DPP-4阻害薬は，薬剤によって腎排泄性が大きく異なります（**表1**）。週1回製剤であるオマリグリプチン及びトレラグリプチンも含めて腎機能に応じた減量が必要で，用量調節の必要がないのは，テネリグリプチンとリナグリプチンくらいです。

DPP-4阻害薬はその名のとおり，食事により消化管から分泌されたインクレチンを速やかに分解するDPP-4の働きを抑制する薬剤であり，単剤による低血糖リスクはSU薬や速効型インスリン分泌促進薬等に比べると低いと思われます。その一方で，低血糖が発現していなければCKD患者であっても常用量処方されている可能性も懸念されます。言い換えれば，尿中排泄率が高いDPP-4阻害薬については，その処方用量をみることで，患者の腎機能が確認されているかどうかの一つの判断材料にもなるかと思います。

低血糖以外の有害事象として，DPP-4阻害薬に共通して添付文書で注意喚起されているのが，類天疱瘡をはじめとする皮膚症状，浮腫，筋障害等です。過量投与との関係が明らかでないものも含まれますが，過量投与

表1 DPP-4阻害薬の腎排泄性と腎機能に応じた推奨用量

	シタグリプチン (ジャヌビア®)	アログリプチン (ネシーナ®)	アナグリプチン (スイニー®)	ビルダグリプチン (エクア®)	テネリグリプチン (テネリア®)	サキサグリプチン (オングリザ®)	リナグリプチン (トラゼンタ®)
fe (%)	80	73	47〜50	23	22	16 (22)	0.3
正 (mg)	50〜100	25	200	50〜100	20〜40	2.5〜5	5
中 (mg)	25〜50	12.5		50		2.5	
高 (mg)	12.5〜25	6.25	100	25〜			

fe：尿中未変化体排泄率
腎機能正常：正（GFRもしくはCCr≧60mL/min），腎機能中度低下：中（30〜60mL/min），
腎機能高度低下：高（＜30mL/min）

（日本腎臓病薬物療法学会腎機能別薬剤投与一覧作成委員会，*日本腎臓病薬物療法学会誌*，2020；
特別号改訂3版：208-211を基に作成）

を確認した際にこれらの症状が疑われたら，処方医へ問い合わせをし中止を検討してもらいましょう。

8 GLP-1受容体作動薬

DPP-4阻害薬と同じく，インクレチンの作用を増強して食事に伴う血糖上昇を抑制する薬剤です。DPP-4阻害薬よりも血糖降下作用が大きく，その一方で食欲低下，体重減少に注意が必要であること，有害事象として嘔気・嘔吐等の消化器症状の発現頻度も比較的高いことが知られています。

CKD患者にGLP-1受容体作動薬を適用するうえで注意が必要な薬剤はエキセナチドです。エキセナチドは，尿中排泄率がほぼ0％ですが，腎臓で代謝・分解されるため，CKD患者ではエキセナチドの腎代謝が抑制されます。このため，1日1回製剤，週1回製剤ともに，エキセナチドは高度腎障害患者では「消化器系副作用による忍容性が認められていないため禁忌」とされています。リキシセナチドも同様に腎代謝される薬剤であり，重度CKD患者における半減期及びAUCは腎機能正常者と比較してそれぞれ1.1倍及び1.5倍と報告されているため，禁忌ではないものの同様に注意が必要と考えられます。

リラグルチド，デュラグルチドは，腎機能を気にすることなく用量設定ができます。LEADER試験やREWIND試験等複数のランダム化試験の後づけ解析において，GLP-1受容体作動薬を使用することによる腎保護効果が明らかにされており[7, 8]，低血糖や消化器症状を回避しながら使用することで，糖尿病合併CKD患者の腎予後を良好にする効果が期待できます。

9 SGLT2阻害薬

尿細管に発現し，ナトリウムイオンとともに糖を再吸収する輸送担体であるSGLT2の働きを阻害することで，尿糖を増加させ血糖低下作用を示す薬剤です。

DECLARE-TIMI58試験，CANVAS試験，EMPA-REG OUTCOME試験，CREDENCE試験等の結果から，SGLT2阻害薬による腎機能障害の進展抑制，心不全イベント抑制はClass-effectであると考えられており[9]，またこれらの試験にeGFRが60mL/min/1.73m^{2}を下回るCKDの対象患者が**図2**に示す程度で含まれていることからも[9]，今後CKD患者の腎・心保護目的にSGLT2阻害薬が処方される頻度は増加すると考えられます。患者の腎機能を確認したうえで，SGLT2阻害薬の恩恵が安全かつ効果的に受けられる患者かどうか，薬学的視点で評価することが重要です。

SGLT2阻害薬は投与開始後に，一過性に血清クレアチニン値が開始前より数％上昇することが知られています。これは，尿細管への塩化ナトリウム到達量増加による一過性の糸球体内圧低下が要因であり，SGLT2阻害薬による腎保護作用にもこの機序が関連していることが示唆されています。この血清クレアチニン値の変動については，処方医や患者とも共有しながら採血データをモニタリングするのがよいでしょう。その一方で，作用部位が尿細管であることから，腎機能障害の進行に伴い血糖降下作用が減弱し，特に重度腎障害患者では「効果が期待できないため投与しないこと」とされています。

また，CKD患者で併用されやすいRAS阻害薬や利尿薬と同様，SGLT2阻害薬もナトリウム排泄作用に伴う脱水の有害事象に注意が必要ですので[10]，患者の腎機能や併用薬を確認することは安全性や薬効の担保といった適正

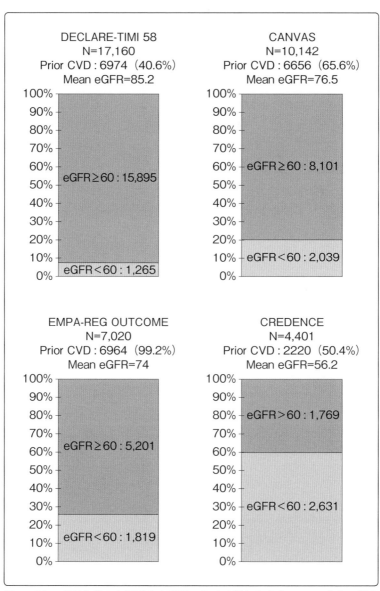

図2 SGLT2阻害薬の大規模臨床試験における対象患者中のCKD患者の割合
（Kluger AY, et al, *Cardiovasc Diabetol*, 2019;18（1）:99 より引用）

使用の面で重要です。有害事象としては，他にも性器感染症や体重減少，壊死性筋膜炎，糖尿病性ケトアシドーシス等にも注意が必要です。

10 配合剤

　血糖降下薬の配合剤であれば，どの薬剤であっても腎機能の確認が必要な成分を含んでいます（**表2**）。そして，配合剤である以上，細かい用量設定が難しいのも事実です。したがって，CKD患者に血糖降下薬の配合剤が処方されていることを確認したら，含まれている成分と腎機能を照合し，安全性を考慮した処方適正化という側面から，単剤をそれぞれ用量設定する処方への変更も提案できるとよいでしょう。

表2　血糖降下薬の配合錠と含有成分

商品名	ビグアナイド系薬	SU薬	チアゾリジン系薬	SGLT2阻害薬	グリニド薬	その他
メタクト®	メトホルミン		ピオグリタゾン			
エクメット®	メトホルミン					ビルダグリプチン
イニシンク®	メトホルミン					アログリプチン
メトアナ®	メトホルミン					アナグリプチン
ソニアス®		グリメピリド	ピオグリタゾン			
グルベス®					ミチグリニド	ボグリボース
リオベル®			ピオグリタゾン			アログリプチン
カナリア®				カナグリフロジン		テネリグリプチン
スージャヌ®				イプラグリフロジン		シタグリプチン
トラディアンス®				エンパグリフロジン		リナグリプチン

重度CKDで禁忌　　　　　CKDでも適用できるが一部減量が必要な薬剤あり

おわりに

　DKDの観点から，糖尿病患者の腎機能確認はすごく大切です。また，SGLT2阻害薬やGLP-1受容体作動薬等，腎機能を保護することを目的として処方される薬剤があることも，腎機能をみていくことの重要性をより実感する部分かと思います。もし，血糖降下薬処方患者の腎機能が悪いことを知ったら，処方されている薬剤の減量や他薬への変更について，「いつ・どのくらいの腎機能で」提案するのかプランを立てておくことが，継続してモニタリングするうえで有用かと思われます。

服薬後フォローアップのポイント

○ ビグアナイド系薬を筆頭に，血糖降下薬処方患者ではシックデイ対策を徹底しよう！

○ GLP-1受容体作動薬の消化器症状，SGLT2阻害薬の尿量増加・脱水等，特徴的な有害事象は要チェック！

○ 将来の腎機能障害進行を見据えて，投与設計のプランを立てておくことが有用！

引用文献

1) 日本腎臓学会・編. エビデンスに基づくCKD診療ガイドライン2018. 東京医学社, 2018.

2) Schopman JE, Simon AC, Hoefnagel SJ, et al. The incidence of mild and severe hypoglycaemia in patients with type 2 diabetes mellitus treated with sulfonylureas：a systematic review and meta-analysis. *Diabetes Metab Res Rev.* 2014;30(1):11-22. doi:10.1002/dmrr.2470.

3) Weaver ML, Orwig BA, Rodriguez LC, et al. Pharmacokinetics and metabolism of nateglinide in humans. *Drug Metab Dispos.* 2001;29(4 Pt 1):415-421.

4) Tornio A, Filppula AM, Kailari O, et al. Glucuronidation converts clopidogrel to a strong time-dependent inhibitor of CYP2C8：a phase II metabolite as a perpetrator of drug-drug interactions. *Clin Pharmacol Ther.* 2014;96(4):498-507. doi:10.1038/clpt.2014.141.

5) Niemi M, Kajosaari LI, Neuvonen M, et al. The CYP2C8 inhibitor trimethoprim increases the plasma concentrations of repaglinide in healthy subjects. *Br J Clin Pharmacol.* 2004;57(4):441-447. doi:10.1046/j.1365-2125.2003.02027.x.

6) ビグアナイド薬の適正使用に関する委員会. メトホルミンの適正使用に関するRecommendation. 2019（http://www.fa.kyorin.co.jp/jds/uploads/recommendation_metformin.pdf　2020年11月11日閲覧).

薬効別 Lecture

4 血糖降下薬

7) Verma S, Bain SC, Monk Fries T, et al. Duration of diabetes and cardiorenal efficacy of liraglutide and semaglutide: A post hoc analysis of the LEADER and SUSTAIN 6 clinical trials. *Diabetes Obes Metab.* 2019;21(7):1745-1751. doi:10.1111/dom.13698. Epub 2019 Apr 2.

8) Gerstein HC, Colhoun HM, Dagenais GR, et al; REWIND Investigators. Dulaglutide and renal outcomes in type 2 diabetes: an exploratory analysis of the REWIND randomised, placebo-controlled trial. *Lancet.* 2019;394(10193):131-138. doi:10.1016/S0140-6736(19)31150-X. Epub 2019 Jun 9.

9) Kluger AY, Tecson KM, Lee AY, et al. Class effects of SGLT2 inhibitors on cardiorenal outcomes. *Cardiovasc Diabetol.* 2019;18(1):99. doi:10.1186/s12933-019-0903-4.

10) SGLT2阻害薬の適正使用に関する委員会. SGLT2阻害薬の適正使用に関するRecommendation. 2019 (http://www.fa.kyorin.co.jp/jds/uploads/recommendation_SGLT2.pdf 2020年11月11日閲覧).

（吉田拓弥）

脂質異常症治療薬

ここだけは押さえよう！

▶ 脂質異常症治療薬による横紋筋融解症は，急性腎障害（acute kidney injury：AKI）につながる可能性がある！

▶ スタチンの血中濃度上昇につながる薬物間相互作用は，腎疾患の治療（ネフローゼ症候群におけるスタチンとシクロスポリン等）でも起こりやすいため，確実なチェックを！

▶ フィブラート系薬剤は，添付文書では禁忌が外れたが，スタチンの併用は引き続き注意！

はじめに

　脂質異常症は，CKDの発症・進行の危険因子の一つであり，脂質異常症を治療することによりCKDの進行抑制が期待されています[1]。そのため，腎機能低下患者において，脂質異常症治療薬が使用されることは決して珍しくはありません。一方で，腎機能低下時には脂質異常症治療薬の有害事象リスクに十分な注意が必要です。本項では特に頻用されるスタチン系薬剤とフィブラート系薬剤について概説します。

腎機能低下患者に対する治療薬の考え方と使い方

1 HMG-CoA還元酵素阻害薬（スタチン系薬剤）

　スタチンによる腎機能障害進行抑制効果は，統一した見解は得られていないものの，Tonelliらの報告[2]では中等度腎障害（$30 < eGFR < 60mL/min/1.73m^2$）を有する群にプラバスタチンを投与したところプラセボ群

と比較してGFRの低下速度を約34%抑制したとの報告があります。また，スタチンによるコレステロール低下療法は，CKD患者の蛋白尿を減少させる[3-5]ことが複数の研究で報告されており，蛋白尿減少が腎機能障害進行抑制のサロゲートマーカーとして考えられていることを踏まえて，実施するように勧められています[6]。

(1) 腎機能低下時の動態変化・注意点

スタチンは，基本的に肝臓で代謝されるか，もしくは未変化体のまま胆汁から排泄されるものが多いため，原則的には，腎機能に応じた用量調節は必要ないとされている薬剤が多いです。しかし，表1に記載してあるように次の二剤に関しては，腎機能障害時の血中濃度変動が添付文書上でも注意喚起されています。

● ロスバスタチン

軽度から中等度の腎障害のある患者では，血中濃度に対する影響はほとんど認められなかったが，重度（CCr＜30mL/min/1.73m^2）の腎障害のある患者では，健康成人に比べて血中濃度が約3倍に上昇した[7]となっています。そのため，添付文書では，重度腎機能障害患者に対しては，2.5mgから開始することとされており，1日最大投与量は5mgまでとなっています。

表1　各スタチンの腎機能に関する注意点

商品名	腎機能に関する記載
リピトール® （アトルバスタチン）	腎機能に関する特段の注意記載なし
リバロ® （ピタバスタチン）	腎機能障害患者（血清クレアチニン基準値上限の1.5倍以上3倍以下）の場合　C_{max}：1.73倍，AUC：1.94倍
クレストール® （ロスバスタチン）	重度腎機能障害患者（クレアチニンクリアランス＜30mL/min/1.73m^2）の場合　C_{max}：3.1倍，AUC：3.2倍
リポバス® （シンバスタチン）	軽度から中等度の腎機能障害患者では用量調節の必要はない。重度の場合，注意が必要なため1日5mgから開始
ローコール® （フルバスタチン）	腎機能に関する記載なし
メバロチン® （プラバスタチン）	腎機能に関する記載なし

（各薬剤のインタビューフォームを基に作成）

● ピタバスタチン

　腎機能障害患者（血清クレアチニン基準値上限の1.5倍以上3倍以下）では，腎機能正常者と比較して，C_{max}が1.7倍，AUCが1.9倍上昇した[8]とされています。

　これらの薬剤での血中濃度変化は，尿毒症物質の影響等による腎外クリアランスの変動によるものと考えられているため，一般的な腎排泄型薬剤のような投与設計は困難であることも押さえておきましょう。

(2) 薬物間相互作用

　スタチンのほとんどは有機アニオントランスポーティングポリペプチド（organic anion transporting polypeptide：OATP）により肝臓へ取り込まれ，シトクロムP450（CYP）による代謝を受けます。そのため，血中濃度が上昇する相互作用については横紋筋融解症等の有害事象の危険性が高まるため，併用薬を確認するようにしましょう。

● CYPを介した薬物間相互作用

　いくつかのスタチンはCYP3A4または2C9による代謝を受けます。

　プラバスタチン，ピタバスタチン，ロスバスタチンに関しては，主に未変化体のまま胆汁中に排泄される薬剤ですが，一方，シンバスタチン，フルバスタチン，アトルバスタチンは，CYPによる代謝を受ける薬剤です。

　特に，アトルバスタチンやシンバスタチンは，他のスタチンと比較し

表2　スタチンと併用薬による血中濃度上昇

	メバロチン® （プラバスタチン）		リポバス® （シンバスタチン）	
	添付文書	AUC上昇比	添付文書	AUC上昇比
イトリゾール® （イトラコナゾール）	—	（1.5倍）	禁忌	19倍 （活性体）
クラリス® （クラリスロマイシン）	—	（1.4倍）	注意	11.9倍
ネオーラル®，サンディミュン® （シクロスポリン）	注意	5〜23倍	注意	2.5倍

てCYP3A4の代謝への寄与が大きく，CYP3A4阻害作用を有する薬剤との併用は，血中濃度上昇への影響が大きく変動します。例えば，シンバスタチンでは，添付文書上併用注意であるクラリスロマイシンと併用することで血中濃度が10倍以上に上昇[9]するとされています（表2）。このように，併用禁忌ではない組み合わせであっても，臨床上問題となるような血中濃度に大きな変化が生じる可能性があるため，添付文書だけではなく，総合的な判断が必要です。

　また，フルバスタチンに関しては，他のスタチンと異なりCYP2C9が主代謝酵素となるため，CYP2C9阻害作用を有するフルコナゾール等との併用には注意が必要です。

● シクロスポリンの併用について

　全てのスタチンは，OATP1B1により門脈血から肝臓へ取り込まれることが知られています。そのため，プラバスタチン，ピタバスタチン，ロスバスタチンのように，CYPによる代謝をほぼ受けずに未変化体のまま胆汁へ排泄される薬剤であっても，OATP1B1阻害作用を有する薬剤との併用には注意が必要です。

　代表的なOATP1B1阻害作用を有する薬剤としてシクロスポリンが挙げられます。難治性ネフローゼ症候群においてはシクロスポリンが使用されることがあり，またネフローゼ症候群においてはスタチン系薬剤が使用されることも多いため，両者の併用には十分な注意が必要です。ま

ローコール[®] （フルバスタチン）		リピトール[®] （アトルバスタチン）		リバロ[®] （ピタバスタチン）		クレストール[®] （ロスバスタチン）	
添付文書	AUC上昇比	添付文書	AUC上昇比	添付文書	AUC上昇比	添付文書	AUC上昇比
—	1.3倍	注意	2.5～3.2倍	—	（不明）	注意	1.4倍
—	（1.3倍）	注意	1.8～4.4倍	—	不明	—	（1.0倍）
注意	1.9～3倍	注意	8.7～15倍	禁忌	4.6倍	禁忌	7.1倍

（鈴木洋史・監, 他・編, これからの薬物相互作用マネジメント, じほう, 2021 を基に作成）

た，シクロスポリンは腎移植時にも使用されることがあるため，腎疾患において，シクロスポリンが使用されることは珍しくありません。各スタチン系薬剤とシクロスポリンの相互作用について，表2にまとめます。

2 フィブラート系薬剤（以下，フィブラート）について

　強力なトリグリセリド（triglyceride：TG）低下作用を有するフィブラートは，高TG血症において選択されることが多い薬剤です。しかし，フィブラートは腎排泄性が高いものが多く，腎機能低下患者に処方された際には注意が必要です。

（1）腎機能低下による影響

　フィブラートに関して，添付文書中に記載されている腎機能に関する項目を表3にまとめます。フェノフィブラートやベザフィブラートに関しては，腎排泄性の薬剤であるため，腎機能に応じた投与設計が必要です。

（2）薬物間相互作用

　ペマフィブラートはOATP1B1の基質であり，CYP3Aや2C9等の代謝酵素によって代謝されます。相互作用が血中濃度に与える影響としては，シクロスポリンとの併用でAUCが13.99倍，クロピドグレル（単回投与）では2.37倍，クラリスロマイシンでは2.09倍[10]となっています。他のフィブラート系薬剤とこれらの薬剤の相互作用については不明な点もありますが，少なくともペマフィブラートに関しては，相互作用に十分な注意が必要です。

表3　フィブラートの尿中排泄率と腎機能に関する投与禁忌

	フェノフィブラート	ベザフィブラート	ペマフィブラート
尿中排泄率	64%	69.1%	14.53%
投与禁忌 （腎機能）	血清Cr値≧2.5mg/dL または CCr＜40mL/min	血清Cr値≧2.0mg/dL	血清Cr値≧2.5mg/dL または CCr＜40mL/min

尿中排泄率は経口投与時のデータを使用

（各薬剤の添付文書を基に作成）

③　スタチンとフィブラートの併用

　スタチンとフィブラートは，それぞれ代表的な有害事象として横紋筋融解症が知られており，併用によりさらなるリスク増大が懸念されています。

　これまでは，腎機能に関する臨床検査値に異常が認められる患者では，この両薬剤の併用が「原則禁忌」とされていたため，両薬剤が処方されていた場合，疑義照会を行い，確認をすることが一般的でした。しかし，2018年10月には，併用によるベネフィットが考慮され，必要に応じて併用できるようにするためにこの両剤の「原則禁忌」は解除されました。ただし，これは安全性が確認されたための変更ではないため，添付文書上の「重要な基本的注意」等に記載されているとおり，引き続き十分な注意が必要です。

　添付文書が改訂された結果，重篤な有害事象報告が増えるということがないよう，患者の状態を把握した対応をする必要があると思います。

服薬後フォローアップのポイント

- 腎機能低下患者におけるスタチンとフィブラートの併用では，必ず横紋筋融解症に関する十分なモニタリングを実施！
- 特に横紋筋融解症のリスクを高めるであろう薬剤（クラリスロマイシンやシクロスポリン等）の併用がないか確認し，これらの薬剤の併用について事前に注意喚起する。
- 一方，動脈硬化による心血管イベント等抑制の観点から，むやみに避けるのではなく，有効性（効果）の検査値にも気を配ること。

引用文献

1) 日本腎臓学会・編. CKD診療ガイド2012. 東京医学社, 2012.
2) Tonelli M, Isles C, Craven T, et al. Effect of pravastatin on rate of kidney function loss in people with or at risk for coronary disease. *Circulation*. 2005;112(2):171-178. doi:10.1161/CIRCULATIONAHA.104.517565. Epub 2005 Jul 5.
3) Sandhu S, Wiebe N, Fried LF, et al. Statins for improving renal outcomes: a meta-analysis. *J Am Soc Nephrol*. 2006;17(7):2006-2016. doi:10.1681/ASN.2006010012. Epub 2006 Jun 8.

4) Navaneethan SD, Pansini F, Perkovic V, et al. HMG CoA reductase inhibitors（statins）for people with chronic kidney disease not requiring dialysis. *Cochrane Database Syst Rev*. 2009;(2):CD007784. doi:10.1002/14651858.CD007784.

5) Strippoli GF, Navaneethan SD, Johnson DW, et al. Effects of statins in patients with chronic kidney disease: meta-analysis and meta-regression of randomised controlled trials. *BMJ*. 2008;336(7645):645-651. doi:10.1136/bmj.39472.580984.AE. Epub 2008 Feb 25.

6) 日本腎臓学会・編. エビデンスに基づくCKD診療ガイドライン2013. 東京医学社, 2013.

7) アストラゼネカ. クレストール錠・OD錠添付文書（第2版）.

8) 興和. リバロ錠・OD錠添付文書（第2版）.

9) Jacobson TA. Comparative pharmacokinetic interaction profiles of pravastatin, simvastatin, and atorvastatin when coadministered with cytochrome P450 inhibitors. *Am J Cardiol*. 2004;94(9):1140-1146. doi:10.1016/j.amjcard.2004.07.080.

10) 興和. パルモディア錠添付文書（第9版）.

（陳尾祐介）

薬効別 Lecture **6**

高尿酸血症治療薬

🐾 ここだけは押さえよう！

▶ アロプリノールは活性代謝物であるオキシプリノールが腎排泄型であるため，腎機能に応じた投与量の調節が必要である。

▶ アロプリノールの過量投与では，中毒性表皮壊死融解症（toxic epidermal necrolysis：TEN）や皮膚粘膜眼症候群（Stevens-Johnson syndrome：SJS）等の重篤な皮膚疾患の発現リスクが高くなる可能性がある。

▶ 尿酸排泄促進薬は腎機能障害の進行とともに効果が減弱する傾向がある。

🧔 はじめに

　高尿酸血症は，性別や年齢を問わず血清尿酸値が7.0mg/dLを超えるものと定義されています[1]。痛風関節炎を繰り返したり痛風結節を認める場合は生活指導の実践のみで改善することは難しく，薬物治療により血清尿酸値を6.0mg/dL以下に維持することが望ましいとされています。また，無症候性高尿酸血症においても血清尿酸値が9.0mg/dL以上の場合や，血清尿酸値が8.0mg/dL以上で尿路結石や腎障害，高血圧等の合併症を有する場合は薬物治療を考慮します（**図1**）。薬物治療に用いる高尿酸血症治療薬は，その作用機序の違いにより「尿酸生成抑制薬」と「尿酸排泄促進薬」に大きく分けることができます（**図2**）。

　尿酸は約70%が腎臓から排泄され，約30%が消化管から排泄されます。そのため，腎機能が低下するとそれに伴い尿酸の排泄も低下するため，CKDでは高尿酸血症が認められることが多くなっています[1]。そのことから腎機能が低下した患者に高尿酸血症治療薬が処方されることが十分に考えられるため，本項では，代表的な高尿酸血症治療薬について腎機能低

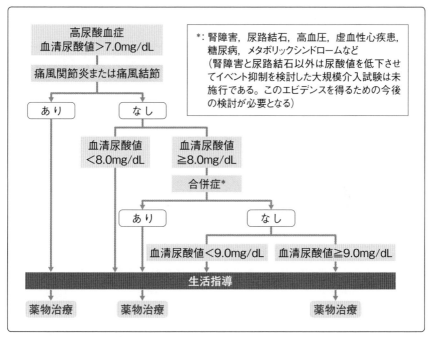

図1　高尿酸血症の治療指針

（日本痛風・核酸代謝学会ガイドライン改訂委員会・編, 高尿酸血症・痛風の治療ガイドライン第3版, 診断と治療社, 2018より引用）

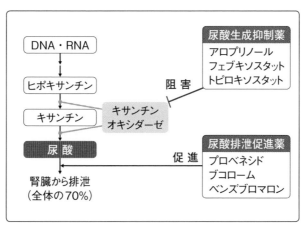

図2　高尿酸血症治療薬の作用機序

下時における注意点等を中心に解説します。

腎機能低下患者に対する治療薬の考え方と使い方

1 アロプリノール

　アロプリノールはプリン体骨格を有しており，体内のキサンチンオキシダーゼに対してヒポキサンチン及びキサンチンと拮抗することによって尿酸の生合成を抑制し血中尿酸値を低下させるため，尿酸生成抑制薬に分類される痛風・高尿酸血症の代表的な治療薬です（図2）。

　アロプリノールは，尿中未変化体排泄率が10%以下であるため[2]，腎機能低下患者に対して投与量の調節は必要ないように思われます。しかし，アロプリノールが体内で代謝を受けて生成されるオキシプリノールにもキサンチンオキシダーゼ阻害作用があり，アロプリノールの半減期が1.6時間なのに対し，オキシプリノールの半減期は17.1時間と長いため[3]，アロプリノールの投与により得られる尿酸生成抑制作用はオキシプリノールの存在によるところが大きくなっています。そして，活性代謝物であるオキシプリノールの尿中未変化体排泄は約70%と高いため，アロプリノールは腎排泄型薬剤と認識すべき薬剤です。ガイドラインには腎機能に応じたアロプリノールの推奨使用量（表1）が設定されています[1]。

　アロプリノールによる重篤な有害事象としては，骨髄抑制や肝障害，

表1　腎機能に応じたアロプリノールの推奨使用量

腎機能	アロプリノール投与量
CCr＞50mL/分	100〜300mg/日
30mL/分＜CCr≦50mL/分	100mg/日
CCr≦30mL/分	50mg/日
血液透析施行例	透析終了時に100mg
腹膜透析施行例	50mg/日

CCr：クレアチニンクリアランス
（日本痛風・核酸代謝学会ガイドライン改訂委員会・編, 高尿酸血症・
痛風の治療ガイドライン第3版, 診断と治療社, 2018より引用）

TENやSJS等の皮膚疾患が挙げられ，特に多いのが皮膚疾患です。その重篤な皮膚疾患の発症は遺伝子HLA（human leukocyte antigen；ヒト白血球抗原）-B＊5801の保有と強く相関していることが報告されています[4]。一方で，過量投与との関係は明らかではありませんが腎障害患者でより発症頻度が多かったとの報告もあり[4,5]，添付文書には「腎不全患者に副作用が発現した場合は重篤な転帰をたどることがあり，死亡例も報告されているので，患者の状態を十分に観察し注意しながら投与すること」と記載されています[6]。

腎機能の低下が疑われる患者に対してアロプリノールを投与する場合は，その患者の腎機能を評価しそれに応じた投与量に調節するとともに，発疹や発熱といった重篤な有害事象の初期症状を含めた患者の状態を十分にモニタリングしていくことが重要です。

2 フェブキソスタット

アロプリノールがキサンチンオキシダーゼの基質であるキサンチンと類似の分子構造を有しているのに対し，フェブキソスタットはキサンチンと異なる分子構造（非プリン骨格）を有しているため非プリン型選択的キサンチンオキシダーゼ阻害薬と呼ばれ，尿酸生成抑制薬に分類されています（図2）。その分子構造からキサンチンオキシダーゼ以外の核酸代謝酵素の阻害作用はありません[7]。

フェブキソスタットは体内にて主にグルクロン酸抱合体に代謝され尿中及び糞中へ排泄されるため，中等度までの腎機能低下患者に対しては減量の必要がないとされています。これまでに，CKDステージG3bからステージG5の患者に対して有効かつ安全に使用することができたことが報告されています[8]。

しかし，AUCが軽度から中等度腎機能障害患者で48%，重度腎機能障害患者で76%それぞれ上昇するため[7]，腎機能低下患者への投与に関しては注意が必要です。添付文書においても，重度の腎機能障害のある患者では使用経験が少なく安全性が確立していないことが記載されています[9]。

3 トピロキソスタット

フェブキソスタットと同様にトピロキソスタットも非プリン型選択的キサンチンオキシダーゼ阻害薬と呼ばれ，尿酸生成抑制薬に分類されています（図2）。キサンチンオキダーゼ以外の核酸代謝酵素の阻害作用がないことも同様です[10]。

トピロキソスタットは体内にて主にグルクロン酸抱合体に代謝され，経口投与後48時間までの尿中排泄率はグルクロン酸抱合体が52.3〜59.9%であるのに対して未変化体は0.1%未満であることから[10]，中等度までの腎機能低下患者に対しては減量の必要がないとされています。重度の腎機能障害のある患者に対しては，使用経験が少なく安全性が確立していないことが添付文書に記載されています[11]。

また，痛風患者を含むCKDステージG3の患者を対象とした二重盲検RCTにおいて，トピロキソスタット群で尿中アルブミン排泄量が約33%低下したことが報告されており[12]，トピロキソスタットによる尿中アルブミン減少効果から将来の腎保護につながる可能性が示唆されています。

4 ベンズブロマロン

尿酸は糸球体で濾過された後，近位尿細管で約90%が再吸収され最終的に濾過量の約10%が尿中へ排泄されています。ベンズブロマロンは近位尿細管に存在する尿酸トランスポーター（URAT1）による尿酸の再吸収を阻害することにより尿酸排泄を促進して血清尿酸値を低下させるため[13]，尿酸排泄促進薬に分類されています（図2）。

一般的に腎機能が低下してくると尿酸の濾過量も減少するため，腎機能障害の進行とともに尿酸排泄促進薬の効果は減弱してきます。また，尿酸排泄の増加は尿路結石や腎障害のリスクとなるため，腎結石を伴う患者と高度の腎機能障害のある患者には禁忌となっており[14]，原則として尿酸生成抑制薬が選択されます[1]。尿酸排泄促進薬を投与する場合は，酸性尿による尿路結石形成を予防するために尿アルカリ化薬（クエン酸ナトリウム等）の併用を考慮する必要があります[15]。

おわりに

　近年，痛風患者において，アロプリノール治療群と比較してフェブキソスタット治療群で心血管死及び全死亡の発現割合が高かったことが報告され[16]，添付文書にも反映されました[9]。ただし，アロプリノールには尿酸低下効果とは独立した血管内皮機能の改善効果が示唆されていることから[17]，フェブキソスタットとの因果関係については今後のより詳細な検討が待たれます。腎機能低下患者に対して，アロプリノールからフェブキソスタットやトピロキソスタットへの変更を検討する際には，この点について押さえておきましょう。

　また，CKD患者に対するアロプリノール[18]やフェブキソスタット[19]の投与により，eGFRの低下が抑制できたとの報告や，トピロキソスタットの投与により尿中アルブミン排泄量が33%低下したとの報告[12]等があり，まだエビデンスレベルは高くないものの，キサンチンオキダーゼ阻害薬による尿酸降下療法は腎障害進展抑制に有効である可能性があります。ガイドライン[1]においても，腎障害を有し血清尿酸値が8.0mg/dL以上の無症候性高尿酸血症に対して腎機能低下を抑制する目的で尿酸降下薬を用いることを，条件つきで推奨しています。

服薬後フォローアップのポイント

○ アロプリノール服用中の患者においては，発疹や発熱等重篤な有害事象の初期症状をモニタリングしよう。

○ 腎機能低下患者においてアロプリノール等を減量した場合は，尿酸降下作用が減弱して尿酸値コントロールに支障が出ていないかモニタリングしよう。

引用文献

1) 日本痛風・核酸代謝学会ガイドライン改訂委員会・編. 高尿酸血症・痛風の治療ガイドライン第3版. 診断と治療社, 2018.
2) 沢井製薬. アロプリノール錠「サワイ」インタビューフォーム（第8版）.

薬効別 Lecture

6

高尿酸血症治療薬

3) グラクソ・スミスクライン. ザイロリック錠インタビューフォーム（第9版）.

4) Hung SI, Chung WH, Liou LB, et al. HLA-B*5801 allele as a genetic marker for severe cutaneous adverse reactions caused by allopurinol. *Proc Natl Acad Sci U S A*. 2005;102 (11):4134-4139. doi:10.1073/pnas.0409500102. Epub 2005 Mar 2.

5) Yang CY, Chen CH, Deng ST, et al. Allopurinol Use and Risk of Fatal Hypersensitivity Reactions: A Nationwide Population-Based Study in Taiwan. *JAMA Intern Med*. 2015;175 (9):1550-1557. doi:10.1001/jamainternmed.2015.3536.

6) グラクソ・スミスクライン. ザイロリック錠添付文書（第18版）.

7) 帝人ファーマ. フェブリク錠インタビューフォーム（第7版）.

8) Shibagaki Y, Ohno I, Hosoya T, et al. Safety, efficacy and renal effect of febuxostat in patients with moderate-to- severe kidney dysfunction. *Hypertens Res*. 2014;37(10):919-925. doi:10.1038/hr.2014.107. Epub 2014 Jun 19.

9) 帝人ファーマ. フェブリク錠添付文書（第9版）.

10) 富士薬品. トピロリック錠インタビューフォーム（第7版）.

11) 富士薬品. トピロリック錠添付文書（第6版）.

12) Hosoya T, Ohno I, Nomura S, et al. Effects of topiroxostat on the serum urate levels and urinary albumin excretion in hyperuricemic stage 3 chronic kidney disease patients with or without gout. *Clin Exp Nephrol*. 2014;18(6):876-884. doi:10.1007/s10157-014-0935-8. Epub 2014 Jan 22.

13) トーアエイヨー. ユリノーム錠インタビューフォーム（第7版）.

14) トーアエイヨー. ユリノーム錠添付文書（第6版）.

15) 山口 聡. 尿路結石のリスクファクターとしての尿酸. *高尿酸血症と痛風*. 2010;18(1):53-58.

16) White WB, Saag KG, Becker MA, et al. Cardiovascular Safety of Febuxostat or Allopurinol in Patients with Gout. *N Engl J Med*. 2018;378(13):1200-1210. doi:10.1056/NEJMoa1710895. Epub 2018 Mar 12.

17) Meléndez-Ramirez G, Pérez-Méndez O, López-Osorio C, et al. Effect of the treatment with allopurinol on the endothelial function in patients with hyperuricemia. *Endocr Res*. 2012;37(1):1-6. doi:10.3109/07435800.2011.566235. Epub 2011 Oct 6.

18) Goicoechea M, de Vinuesa SG, Verdalles U, et al. Effect of allopurinol in chronic kidney disease progression and cardiovascular risk. *Clin J Am Soc Nephrol*. 2010;5(8):1388-1393. doi:10.2215/CJN.01580210. Epub 2010 Jun 10.

19) Sircar D, Chatterjee S, Waikhom R, et al. Efficacy of Febuxostat for Slowing the GFR Decline in Patients With CKD and Asymptomatic Hyperuricemia: A 6-Month, Double-Blind, Randomized, Placebo-Controlled Trial. *Am J Kidney Dis*. 2015;66(6):945-950. doi:10.1053/j.ajkd.2015.05.017. Epub 2015 Jul 30.

（井上彰夫）

H₂受容体拮抗薬

 ここだけは押さえよう！

▶ H₂受容体拮抗薬は基本的に腎排泄型薬剤であり，適切に減量されないと有害事象の発現リスクが上昇してしまう。

▶ 過量投与では，中毒性の有害事象と考えられる骨髄抑制や精神神経障害に特に注意しよう。

▶ シメチジン服用中は腎障害の有無によらず血清クレアチニン値が上昇することがある。

はじめに

　H₂受容体拮抗薬は胃粘膜壁細胞の基底膜側にあるヒスタミンH₂受容体において，ヒスタミンと拮抗することで胃酸分泌を抑制する薬剤であり，胃炎や胃・十二指腸潰瘍，逆流性食道炎等の治療に用いられています。H₂受容体拮抗薬は基本的に腎排泄型薬剤であるため，腎機能低下患者において減量が必要とされています（**表1**）。ただ，比較的安全性の高い薬剤であるためか，他のハイリスク薬と比較すると腎機能に応じた投与量の調節に関してH₂受容体拮抗薬はあまり注意されていないように思われます。しかし，経口投与・静脈内投与を含むシステマティックレビューにおいて，腎機能に応じた投与量調節が実施された場合と比較して，実施されていない場合では有害事象の発現リスクが1.8〜4.5倍に上昇するとの報告[1]が示すように，他の腎排泄型薬剤と同様に患者の腎機能に応じて投与量を調節することは重要です。

　本項ではまず，H₂受容体拮抗薬の代表的薬剤であるファモチジンについて，腎機能低下患者における注意点等を中心に解説します。また，その他のH₂受容体拮抗薬も概ねファモチジンと同じようなパラメータを示す

表1 各H$_2$受容体拮抗薬の尿中排泄率と減量方法の記載

一般名 (主な商品名)	尿中未変化体排泄率（F※）	主な 消失経路	腎機能低下患者への 減量方法の記載	
			添付文書	JSNP※※
シメチジン (タガメット®)	経口：42～55% 静注：77%	腎臓	あり	あり
ラニチジン (ザンタック®)	経口：46.3～48.9%（F60%） 静注：79%	腎臓	あり	あり
ファモチジン (ガスター®)	経口：21.0～49.0%（F37%） 静注：57.8～96.4%	腎臓	あり	あり
ロキサチジン (アルタット®)	経口：55%（F80～90%）	腎臓	なし	あり
ニザチジン (アシノン®)	経口：62.8～64.9%（F98%）	腎臓	なし	あり
ラフチジン (プロテカジン®)	経口：10.9%（F不明）	肝臓？	なし	なし

※F：バイオアベイラビリティ
※※JSNP：日本腎臓病薬物療法学会「腎機能別薬剤投与方法一覧（2018年2月26日版）」
（各薬剤の添付文書，インタビューフォームを基に作成）

ため（表1），腎機能低下患者に対して同様の注意が必要であると考えられます。ただし，薬剤固有の特徴を有しているものもあるため，それぞれの違いについて理解を深めながら，最後にOTC医薬品についても触れていきたいと思います。

腎機能低下患者に対する治療薬の考え方と使い方

1 ファモチジン

　投与後24時間までの尿中未変化体排泄率は，経口投与で21.0～49.0%，静脈内投与で57.8～96.4%であると添付文書[2]に記載されています。その薬剤が腎排泄型かどうかを判断する際に着目するのは静脈内投与時の尿中未変化体排泄率ですので（詳細はPart1-1参照），概ね60%を超えているファモチジンは腎排泄型薬剤であると判断することができます。実際に腎機能低下患者に対して静脈内投与した際に，血中濃度半減期

薬効別 Lecture

7

H$_2$受容体拮抗薬

の延長やAUCの上昇がみられ（**表2**），添付文書には腎機能低下患者への投与法の目安が記載されています（**表3**）。腎機能低下患者に対して処方された際には，過量投与にならないよう患者の腎機能を確認するとともに，腎機能に応じた投与量の調節が必要です。

　また，注意すべき有害事象については，無顆粒球症・汎血球減少症等の骨髄抑制や，せん妄・認知機能低下等の精神神経障害が挙げられます。ファモチジンの標的であるヒスタミンH_2受容体は胃のみに発現しているわけではなく，脳や造血幹細胞，血管平滑筋等にも発現しているため，例えば腎機能低下患者においてクリアランスの低下から血中濃度が上昇することで，脳等の臓器への薬物移行量が増え[3]，そこで発現している受容体に作用することで有害事象が起こると考えられています。実際に，ファモチジンを含むH_2受容体拮抗薬を腎機能に応じた投与量に調節しなかったことにより精神症状等の有害事象発現リスクが有意に上昇していたとの報

表2　ファモチジン20mgを静脈内投与したときのパラメータ

平均CCr値 (mL/min/1.48m²)		$t_{1/2\beta}$ (h)	AUC (ng・h/mL)	C_{tot} (mL/min)
98.9	n＝7	2.59	857	412
73.8	n＝9	2.92	909	381
49.2	n＝5	4.72	1424	242
10.3	n＝10	12.07	4503	84

（LTLファーマ，ガスター錠添付文書（第1版）より引用）

表3　ファモチジンの腎機能低下患者への投与法の目安
（1回20mg1日2回投与を基準とする場合）

CCr（mL/min）	投与法
CCr≧60	1回20mg　1日2回
60＞CCr＞30	1回20mg　1日1回 1回10mg　1日2回
30≧CCr	1回20mg　2～3日に1回 1回10mg　1日1回
透析患者	1回20mg　透析後1回 1回10mg　1日1回

（LTLファーマ，ガスター錠添付文書（第1版）より引用）

告[4]）や，汎血球減少症を発現したファモチジン服用中の患者において，ファモチジンの血中濃度が非常に高くなっていたとの報告[5]）等があります。ファモチジン等のH_2受容体拮抗薬が処方された際には，患者の腎機能に応じた投与量に調節するとともに，有害事象の初期症状（例えば，無顆粒球症[6]）であれば突然の高熱やのどの痛み等，せん妄[7]）であれば落ち着きがなくなるといった精神運動の変化や異様に機嫌が良くなるといった感情の変化等）についてモニタリングしていくことが大切です。

2 シメチジン

　腎機能低下患者に対して減量が必要である点は前述したとおりですが，それに加えてCYP3A4やCYP2D6等，複数のCYP分子種を非特異的に阻害するため，薬物間相互作用についても注意が必要な薬剤であり，多くの薬剤が薬物間相互作用の観点から併用注意として挙げられています[8]）。特にテオフィリンやフェニトイン等のような薬物血中濃度モニタリング（therapeutic drug monitoring：TDM）の対象となる薬剤やワルファリンのようなハイリスク薬を服用している患者にシメチジンが処方された場合は，腎機能に応じた投与調節のみではなく，CYP阻害作用の弱い他のH_2受容体拮抗薬へ変更することも考慮したほうがよいと思います。

　また，シメチジンはクレアチニンの尿細管分泌を阻害するため，シメチジン服用患者において腎障害が起きていないにもかかわらず血清クレアチニン値が上昇することがあります[9]）。同様の現象は抗菌薬のトリメトプリム[10]）やHIV治療薬のコビシスタット[11]）等でもみられますが，GFR自体が低下しているわけではないため，偽性腎障害と呼ばれることがあります。

3 ラフチジン

　他のH_2受容体拮抗薬と違い経口投与時の尿中未変化体排泄率が10.9%[12]）と低いことから，ラフチジンは腎排泄型ではないと考えられているケースが少なくありません（表1）。しかし，前述したとおりその薬剤が腎排泄型であるかどうかは静注投与時の尿中未変化体排泄率を用いて判断しなければなりませんが，10.9%という数字は経口投与時のデータ

であるため，バイオアベイラビリティも考慮して判断する必要があります。ところが，ラフチジンに関してはバイオアベイラビリティが不明であるため[13]，真の意味での尿中未変化体排泄率がわからず，腎排泄型薬剤であるかどうかは厳密には判断することができません。実際に，透析患者の非透析時の血漿中未変化体濃度は健康成人と比較してC_{max}が約2倍に上昇，血中濃度半減期は約2倍に延長，AUCは約3倍に増加しており[12]，透析患者や糖尿病性腎症の患者においてラフチジンの経口投与後に精神神経症状が発現した症例も報告されています[14, 15]。これらのことから，ラフチジンを腎機能に応じた投与量調節が必要ではない薬剤であると安易に判断せず，腎機能低下患者への使用について注意は必要だと思います。

OTC医薬品

　H_2受容体拮抗薬等の胃腸薬に関するOTC医薬品は一般の方からの認知度も高いため，自ら購入して服用している方も珍しくありません。OTC医薬品の使用に対して注意を向けるのも薬局薬剤師の大切な役目です。2020年10月1日時点でOTC医薬品として市販されているH_2受容体拮抗薬は3成分あり，全て腎排泄型薬剤です（表4）。リスク区分は全て第一類医薬品ですので，薬剤師のみが販売可能な医薬品となっています。これらOTC医薬品における有害事象発現の防止のため，販売時には処方箋応需時と同様に腎機能を考慮したうえで，販売の是非の判断や適切な指導を購入者に対して行う必要があります。

表4　H_2受容体拮抗薬が含まれる一般用医薬品

リスク区分	主な商品名	成分名	主な医療用医薬品
第一類	ガスター®10	ファモチジン	ガスター®
第一類	アシノン®Z	ニザチジン	アシノン®
第一類	イノセア®ワンブロック	ロキサチジン	アルタット®

おわりに

　ここまでH₂受容体拮抗薬について腎機能低下患者への使用における注意点を中心に解説してきましたが，そもそもH₂受容体拮抗薬は『高齢者の安全な薬物療法ガイドライン2015』[16] において，「認知機能低下，せん妄のリスクから可能な限り使用を控え，特に入院患者や腎機能低下患者では必要最小限の使用にとどめる（エビデンスの質：中，推奨度：強）」と記載されている薬剤です。また，H₂受容体拮抗薬と同様の目的で腎排泄型ではない酸分泌抑制薬のプロトンポンプ阻害薬（proton pump inhibitor：PPI）も処方されることが多いですが，そのPPIに関して近年，長期服用による骨折リスク上昇[17, 18] や，CKDリスク上昇[19] 等が報告されています。

　高齢者等の腎機能低下が疑われる患者へのH₂受容体拮抗薬処方に対しては，腎機能に応じた投与量調節や腎排泄型ではないPPIへの変更提案だけにとどまらず，酸分泌抑制薬の服用もしくはその継続が患者にとって本当に必要かどうか，リスクとベネフィットの両方を視野に入れたアセスメントが大切です。場合によっては酸分泌抑制薬の処方中止の提案を考慮する等，有害事象の発現防止やポリファーマシーの是正の観点を含めたもう少し踏み込んだ薬学的アセスメントの実践が，これからの薬剤師には求められていると思います。

服薬後フォローアップのポイント

○ 腎機能低下患者においては特に骨髄抑制の初期症状（発熱，のどの痛み，全身倦怠感等）や精神神経障害の初期症状（落ち着きがなくなる，ふらつき等）を積極的にモニタリングしよう。

○ 腎機能に応じた投与量調節やPPIへの変更だけで終わらず，定期的に必要性のアセスメントを行って，長期の漫然投与とならないようモニタリングしよう。

薬効別 Lecture

7

H₂受容体拮抗薬

引用文献

1) Manlucu J, Tonelli M, Ray JG, et al. Dose-reducing H_2 receptor antagonists in the presence of low glomerular filtration rate: a systematic review of the evidence. *Nephrol Dial Transplant*. 2005;20(11):2376-2384. doi:10.1093/ndt/gfi025. Epub 2005 Aug 9.

2) LTLファーマ. ガスターD錠添付文書（第1版）.

3) 下川昌文, 山本康次郎, 澤田康文, 他. H_2受容体遮断薬による中枢性副作用の薬物動態論的評価：危険因子としての肝, 腎疾患. *薬物動態*. 1993;8(3):295-305.

4) Kowalsky SF, Hamilton RA, Figge HL. Drug usage evaluation: H_2-receptor antagonist use in 30 hospitals. *Hosp Formul*. 1991;26(9):725-726, 732, 734-736 passim.

5) 川上美由希. 平田純生. 和泉 智, 他. ファモチジンの蓄積による汎血球減少症が疑われた透析症例. *臨床薬理*. 1999;30(1):323-324. doi:https://doi.org/10.3999/jscpt.30.323.

6) 厚生労働省. 重篤副作用疾患別対応マニュアル 無顆粒球症（顆粒球減少症, 好中球減少症）. 2007 (https://www.mhlw.go.jp/topics/2006/11/dl/tp1122-1f13.pdf 2020年11月16日閲覧).

7) 粟生田友子. 高齢者せん妄のケア. *日老医誌*. 2014;51(5):436-444.

8) 大日本住友製薬. タガメット錠・細粒添付文書（第12版）.

9) Roubenoff R, Drew H, Moyer M, et al. Oral cimetidine improves the accuracy and precision of creatinine clearance in lupus nephritis. *Ann Intern Med*. 1990;113(7):501-506. doi:10.7326/0003-4819-113-7-501.

10) Berglund F, Killander J, Pompeius R. Effect of trimethoprim-sulfamethoxazole on the renal excretion of creatinine in man. *J Urol*. 1975;114(6):802-808. doi:10.1016/s0022-5347(17)67149-0.

11) German P, Liu HC, Szwarcberg J, et al. Effect of cobicistat on glomerular filtration rate in subjects with normal and impaired renal function. *J Acquir Immune Defic Syndr*. 2012;61(1):32-40. doi:10.1097/QAI.0b013e3182645648.

12) 大鵬薬品工業. プロテカジン錠添付文書（第1版）.

13) 大鵬薬品工業. プロテカジン錠・OD錠インタビューフォーム（第13版）.

14) 原田敬子, 平田純生, 奥平由子, 他. ラフチジンによって精神神経症状を発現した2透析症例. *日透析医学会誌*. 2005;38(3):213-217. doi:https://doi.org/10.4009/jsdt.38.213.

15) 豊濱 隆, 植田 緑, 高井幸司, 他. ラフチジンが原因と考えられる見当識障害・幻覚をきたした糖尿病腎症の1例. *糖尿病*. 2007;50(6):453.

16) 日本老年医学会 日本医療研究開発機構研究費・高齢者の薬物治療の安全性に関する研究研究班・編. 高齢者の安全な薬物療法ガイドライン2015. メジカルビュー社, 2015.

17) Ngamruengphong S, Leontiadis GI, Radhi S, et al. Proton pump inhibitors and risk of fracture:a systematic review and meta-analysis of observational studies. *Am J Gastroenterol*. 2011;106(7):1209-1218;quiz 1219. doi:10.1038/ajg.2011.113. Epub 2011 Apr 12.

18) Corley DA, Kubo A, Zhao W, et al. Proton pump inhibitors and histamine-2 receptor antagonists are associated with hip fractures among at-risk patients. *Gastroenterology*. 2010;139(1):93-101. doi:10.1053/j.gastro.2010.03.055. Epub 2010 Mar 27.

19) Lazarus B, Chen Y, Wilson FP, et al. Proton Pump Inhibitor Use and the Risk of Chronic Kidney Disease. *JAMA Intern Med*. 2016;176(2):238-246. doi:10.1001/jamainternmed.2015.7193.

（井上彰夫）

泌尿器科疾患治療薬

❤ ここだけは押さえよう！

▶ 前立腺肥大症患者では，その合併症により腎機能が変動する可能性がある点を覚えておこう。

▶ 抗コリン薬による尿閉に注意！

▶ 一部の薬剤では，腎機能障害時に血中濃度が上昇するので，例外薬をまず押さえよう！

▶ ジスチグミンは腎機能低下患者に超ハイリスクである。

 ## はじめに

　下部尿路症状（lower urinary tract symptoms：LUTS）とは，蓄尿と排尿に関連する症状を網羅する用語であり，下部尿路機能障害以外にも，膀胱炎，前立腺炎，尿道炎，膀胱がん，膀胱結石等の器質的疾患によっても起こりえます[1]。LUTSは，蓄尿症状，排尿症状，排尿後症状等に分類され，LUTSの性質には性差による違いはないとされていますが，その一方で男性は前立腺を有しており，膀胱出口部閉塞，いわゆる前立腺肥大症があることから，排尿症状，排尿後症状が多いとされています。加えて，下部尿路機能障害を示唆する症状症候群が存在し，そのうちの一つに過活動膀胱（overactive bladder：OAB）があります。

　腎臓との関連では，前立腺肥大症に由来する合併症により，一時的に腎機能が悪化する可能性があること，OABに使用される抗コリン薬は薬理作用として尿閉を起こすことがあることを念頭に置きながら，LUTSを有する患者では腎機能の確認やその変動に注意が必要です。

　本項では，前立腺肥大症とOABに用いられる薬剤について解説します。

前立腺肥大症

　前立腺肥大症は，「前立腺の良性過形成による下部尿路機能障害を呈する疾患で，通常は前立腺腫大と下部尿路閉塞を示唆する下部尿路症状を伴う」と定義されています[1]。前立腺肥大症の危険因子の中には，加齢や高血圧，高血糖等，CKD患者によく認める合併症も挙げられているため，前立腺肥大症治療薬が処方される頻度は少なくないでしょう。また，前立腺肥大症の合併症として，尿閉，肉眼的血尿，膀胱結石，尿路感染症，腎後性腎障害等が起こる可能性があります。尿量や血清クレアチニン値等の腎機能検査値が変動しやすい可能性も念頭に置きながら，薬学的管理を行うのがよいと思われます。

　前立腺肥大症の診療アルゴリズムによれば，薬物療法としてはまずα_1受容体遮断薬もしくはホスホジエステラーゼ5（PDE5）阻害薬を使用し，前立腺の腫大があれば5α還元酵素阻害薬，OABを合併していれば抗コリン薬かβ_3受容体作動薬を使用します（**図1**）。

腎機能低下患者に対する治療薬の考え方と使い方

1 α_1受容体遮断薬

　前立腺，尿道，膀胱におけるα_1受容体を遮断することにより，尿道内圧を低下させることで，前立腺肥大症に伴う排尿障害を改善する薬剤です。前立腺肥大に対する最も一般的な薬剤であり，プラゾシン以外の5つのα_1受容体遮断薬は，全て推奨度が高いです[1]。

　タムスロシンは，腎機能障害患者に対して低用量から開始することが添付文書で推奨されているものの，尿中排泄率は低い薬剤です。シロドシンは，腎機能障害患者において血中濃度が上昇することにより，1回2mg，1日2回等の低用量から開始することが望ましいとされています[2]。シロドシンは尿中排泄率が低い薬剤であり，CKD患者でα_1酸性糖蛋白の血中濃度が増えること[3]が，塩基性薬剤であるシロドシンの血中濃度上昇に

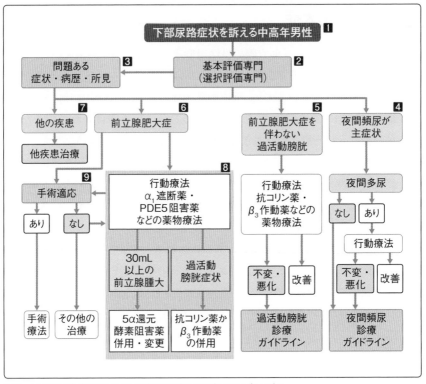

図1　下部尿路疾患における専門医向け診療アルゴリズム
(日本泌尿器科学会・編，男性下部尿路症状・前立腺肥大症診療ガイドライン，リッチヒルメディカル，2017より引用)

影響する可能性が考えられていますが，明確な機序は不明です。薬理学的な有害事象として血圧低下，易疲労性，射精障害，鼻詰まり，頭痛，眠気等に注意が必要であり，重大な有害事象として「血圧低下に伴う一過性の意識喪失等」に注意するよう添付文書にも記載があります。特に腎機能障害患者で高用量が選択されている場合や，起立性低血圧や動悸等の症状が認められる場合には，用量調節の必要性について提案してみましょう。

　また，陥りがちなピットフォールとして，透析患者ですでに無尿の場合は，α_1受容体遮断薬が効果を発揮しておらず不適切処方である可能性が考えられますので，中止を検討しましょう。

2　5α還元酵素阻害薬

　デュタステリドは，5α還元酵素阻害作用により，テストステロンからの
ジヒドロテストステロンの生成を抑制し，前立腺容積を減少させ，排尿障
害を改善する薬剤です。前立腺の肥大が認められるときのみ適用されます。

　デュタステリドの主な排泄パターンは肝臓による代謝後の糞中排泄です
ので，CKD患者に特化して注意が必要な点はないと思われます。

3　PDE5阻害薬

　タダラフィルは，PDE5を選択的に阻害することで，前立腺及び膀胱平
滑筋，並びに下部尿路血管の平滑筋内におけるサイクリックGMP濃度を
上昇させます。その結果，血管拡張作用による血流増加によって前立腺肥
大による排尿障害が緩和すると考えられています。

　タダラフィルは，腎機能障害患者で血中濃度が上昇する薬剤であり，中
等度以降の腎機能障害患者では低用量（2.5mg）からの開始を検討し，重
度の腎障害患者では禁忌とされています[4]。腎機能障害患者におけるタダ
ラフィルの血中濃度上昇の要因は明らかではありませんが，見かけの全身
クリアランス（CL/F）の低下に基づきAUCが2倍程度上昇することが示
されています。タダラフィルは血管拡張作用を有するため，過量投与によ
る血圧低下には注意が必要です。

　薬物間相互作用の観点から考えれば，タダラフィルと併用禁忌の薬剤は
硝酸薬もしくは一酸化窒素供給薬のみです。一方で，タダラフィル自体が
投与禁忌となる患者としては，不安定狭心症，ニューヨーク心臓協会
（New York Heart Association functional classification：NYHA）分類
Ⅲ度以上の心不全，コントロール不良な低血圧もしくは高血圧，心筋梗
塞，脳梗塞・脳出血，重度の肝障害等，非常に多岐にわたります[4]。一見，
併用薬に禁忌薬が含まれていないとしても，前述した合併症が疑われるよ
うな併用薬が認められたら，危険性を考慮して主治医へ問い合わせするの
がよいでしょう。

薬効別 Lecture

8

泌尿器科疾患治療薬

過活動膀胱（OAB）

　OAB治療薬としては，大きく分けて抗コリン薬かβ_3受容体作動薬の2種類が主に使用されており，膀胱平滑筋の弛緩作用によって膀胱に貯留させる尿量を増加させ，OABに対して効果を発揮します。他には，漢方の牛車腎気丸や，適応外ですがフラボキサートやエストロゲンも使われることがあります。

　OAB治療薬には一部，腎機能障害患者で減量を考慮すべき薬剤があります。興味深いことに，腎機能障害患者で血中濃度が上昇するOAB治療薬のほとんどにおいて，血中濃度の上昇が未変化体の尿中排泄率に依存せず，明確な機序が不明です。

 ## 腎機能低下患者に対する治療薬の考え方と使い方

1 抗コリン薬

　ムスカリンM_3受容体を遮断することにより膀胱平滑筋を弛緩させることで，膀胱貯留尿量を増加させ，OABを改善します。前立腺肥大症患者において，α_1受容体遮断薬に抵抗性のOABが存在する際に併用処方されることもあります。全ての抗コリン薬で，尿閉や口渇，便秘等の有害事象には注意が必要です。

　OABに対して用いられる抗コリン薬のうち，オキシブチニンに関しては腎機能に基づいた用量調節は必要ないとされています。一方，その他の抗コリン薬も，決して尿中排泄率が高い典型的な腎排泄型薬剤というわけではないのですが，腎機能障害患者で減量することが推奨されている薬剤が多い点に注意が必要です。

　イミダフェナシンは，腎機能障害に基づく血中濃度の上昇を認めない抗コリン薬ですが，薬物動態解析に重度の腎機能障害患者が含まれていないことから，減量することが推奨されています。

　ソリフェナシンは，未変化体の尿中排泄率はそれほど高くないものの，

腎機能障害の進行に基づき半減期が延長することが明らかにされており，特に重度の腎機能障害患者では，腎機能正常患者の半量である5mg/日が上限量とされています。

　トルテロジンは，CYP2D6による代謝を受けて生成される代謝物にも同程度の抗コリン活性があります。この活性代謝物のプロドラッグ体がフェソテロジンです。フェソテロジンは経口投与後，速やかにかつそのほとんどが活性代謝物に加水分解されます（図2）。この活性代謝物，もしくはトルテロジンの血中濃度は腎機能障害患者で上昇することが知られており[5]，特に重度のCKD患者では減量投与することが推奨されています。

　『過活動膀胱診療ガイドライン』[6]では，抗コリン薬の効果不良がある場合に，他の抗コリン薬に変更することでOAB症状の改善と有害事象の軽減が期待できる可能性が示されています。しかし他の薬剤に変更された際に，腎機能の確認が必要な抗コリン薬に変更されている可能性があることに注意が必要ということです。つまり，患者の腎機能を知っておくことと，薬剤ごとの特徴を把握することの双方が大切であるといえます。

2 β₃受容体作動薬

　β₃受容体を刺激することにより膀胱平滑筋を弛緩させることで，膀胱貯

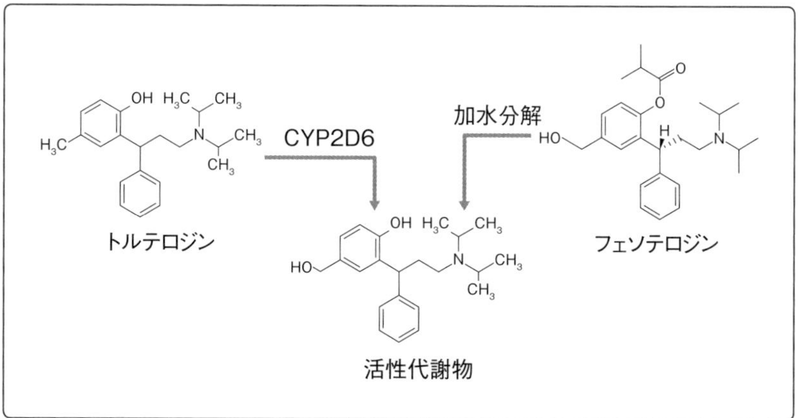

図2　トルテロジン，フェソテロジンの活性代謝物と代謝過程

留尿量を増加させ，OABを改善します。抗コリン薬とは異なり，QT延長，心室頻拍等の心疾患関連の有害事象に注意が必要です。

　ミラベグロンは，尿中未変化体排泄率はそれほど高くない薬剤であるにもかかわらず，腎機能障害が軽度，中等度，重度と進行するごとにAUC$_{inf}$が1.31，1.66，2.18倍高くなることが報告されています[7]。腎機能障害時のAUC上昇に基づいて，軽度から中等度腎機能障害患者では1日1回25mgへの減量が推奨されており，末期腎不全ではさらに減量することの必要性も示されています。

　ビベグロンは，ミラベグロンと比較すると，未変化体として尿中排泄される割合が高く，腎機能障害に基づく半減期の延長，AUC$_{inf}$の上昇が報告されています[8]。ただし，そのAUC上昇の程度はそれほど大きくなく，現状では腎機能障害に基づく用量調節は必要とされていません。また，ミラベグロンと比較してCYP2D6の阻害作用が少ないこと，心疾患関連の有害事象が少ないこと等の特徴があります。

神経因性膀胱時の排尿障害治療薬
～腎機能低下患者に対する治療薬の考え方と使い方～

コリンエステラーゼ（cholinesterase：ChE）阻害薬

　ジスチグミンは，ChEを阻害することで低緊張性膀胱による排尿困難を改善する薬剤です。ジスチグミンは，静脈注射時の尿中排泄率が85%の典型的な腎排泄型薬剤であり，また腎機能正常患者の半減期が約70時間と非常に長い薬剤です[9]。排尿障害に対する常用量は1日1回5mgですが，腎機能障害患者では2.5mg/日への減量を検討します。ジスチグミンは代表的な中毒性有害事象として，過剰なChE阻害により，全身においてアセチルコリン活性が過剰状態となるコリン作動性クリーゼを引き起こします。症状としては，縮瞳や徐脈，下痢，発汗等の交感神経刺激症状が発現し，重症の場合は呼吸不全，循環不全，意識障害等を起こす可能性もあります。重症例に対しては気管挿管し，抗コリン薬のアトロピンを投与

する等の集中治療対応を要します。

　なお，ジスチグミンの添付文書には，「単回経口投与した結果，投与216時間後までの尿及び糞中への累積排泄率は，それぞれ6.5%及び88.0%であった」との記載があります。ここだけを読むと，尿中排泄率が低い薬剤だとミスリードされてしまうかもしれません。実際には消化管吸収率が低い薬剤であることがその理由であり，静脈内投与時の尿中排泄率を確認すれば，明らかな腎排泄型薬剤であることがわかります。

　ジスチグミンは排尿障害以外にも，重症筋無力症に対してより高用量で使用されますので，使用目的をまず確認することが大切です。そのうえで，排尿障害に対しては対症療法なので，効果を発揮しているか，効果の確認がないまま長期処方されていないか，腎機能の確認が定期的になされているかの確認が重要です。

 ## おわりに

　排尿障害を来す可能性がある薬剤として知られるものは多岐にわたります（**表1**）[10]。泌尿器科疾患治療薬が処方されている患者にこれらの薬剤が不適切に処方されていないかどうか，疑う視点ももつようにしましょう。

表1　排尿障害を来す可能性のある主な薬剤

抗うつ薬
抗精神病薬
抗不安薬
パーキンソン病治療薬
気管支拡張薬
鎮咳薬
吸入抗コリン薬
鎮痙薬
抗ヒスタミン薬
昇圧薬
オピオイド薬

（永井 崇，他，*日本臨牀*，2017;75(4):573-578を基に作成）

> **服薬後フォローアップのポイント**
>
> ○ LUTSに用いられる薬剤は血圧低下作用を有するものが多いので，血圧の変動に注意しよう。
>
> ○ 尿量や尿回数の変動について，次回の服薬指導時に確認すること。
>
> ○ ジスチグミン服用患者では腎機能悪化やシックデイに細心の注意を払おう。

引用文献

1) 日本泌尿器科学会・編. 男性下部尿路症状・前立腺肥大症診療ガイドライン. リッチヒルメディカル, 2017.
2) キッセイ薬品工業. ユリーフ錠・OD錠添付文書（第1版）.
3) Kishino S, Nomura A, Di ZS, et al. Changes in the binding capacity of alpha-1-acid glycoprotein in patients with renal insufficiency. *Ther Drug Monit*. 1995;17(5):449-453. doi:10.1097/00007691-199510000-00003.
4) 日本新薬. ザルティア錠添付文書（第4版）.
5) ファイザー. デトルシトールカプセル添付文書（第1版）.
6) 日本排尿機能学会 過活動膀胱診療ガイドライン作成委員会・編. 過活動膀胱診療ガイドライン［第2版］. リッチヒルメディカル, 2015.
7) アステラス製薬. ベタニス錠添付文書（第1版）.
8) 杏林製薬. ベオーバ錠インタビューフォーム（第4版）.
9) 鳥居薬品. ウブレチド錠インタビューフォーム（第8版）.
10) 永井 崇, 他. 過活動膀胱. *日本臨牀*. 2017;75(4):573-578.

（吉田拓弥）

抗菌薬

ここだけは押さえよう！

▶ 抗菌薬を腎機能に応じて減量する際は，PK/PDを考慮して適切に行わないと有効性を損なう可能性がある（キノロン系抗菌薬の初回投与量等は特に注意）。

▶ キノロン系抗菌薬はけいれんやQT延長等，薬理作用が関与すると考えられる重篤な有害事象が報告されているので，過量投与とならないよう注意しよう。

▶ 抗菌薬による薬剤性腎障害は用量非依存性の場合もあるため，減量していても注意は必要である。

▶ ST合剤服用中は高カリウム血症に注意しよう。

はじめに

　抗菌薬の多くは腎排泄型薬剤であり，腎機能低下患者において過量投与とならないよう適切な減量が必要です。しかし，後述するPK/PDの考え方において，それぞれの抗菌薬を有効かつ安全に使用するためには適切な血中濃度や投与間隔が存在します。これを考慮せず腎機能の低下に合わせて減量するだけでは有効性や安全性を損なう可能性があります。抗菌薬における腎機能を考慮した医薬品適正使用を実践するうえでは，PK/PDについても理解する必要があります。

抗菌薬におけるPK/PDと腎機能

　PK/PDとは，薬物動態を意味するPK（pharmacokinetics）と薬力学を意味するPD（pharmacodynamics）を組み合わせて関連づけることによ

り抗菌薬の用法・用量と作用の関係を表し，抗菌薬の有効性や安全性の観点から最適な用法・用量を設定することで適正な臨床使用を実践するための考え方です[1]。これに基づき，抗菌薬は「時間依存性抗菌薬」と「濃度依存性抗菌薬」とに分けることができます。時間依存性抗菌薬は血中濃度が最小発育阻止濃度（minimum inhibitory concentration：MIC）以上となる時間が長いほど効果的であり，濃度依存性抗菌薬は血中濃度がMICに対して高いほど効果的です（**図1**）。例えば，腎排泄型の濃度依存性抗菌薬を腎機能低下患者に投与する際に，単純に1回量を減量してしまうと，十分な最高血中濃度が得られず有効性を損なう可能性があります。そのため，抗菌薬において腎機能に応じた投与量調節を行う時にはPK/PDも考慮する必要があります（**表1**）。

　本項では，保険薬局で取り扱うことが多いと思われる経口の抗菌薬を中心に，主に腎機能の観点から解説します。

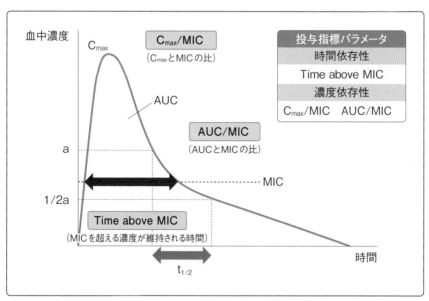

図1　抗菌薬におけるPK/PDパラメータ

表1 主な経口抗菌薬の腎機能低下時の投与法

薬剤名	GFR または CCr（mL/min）					血液透析（HD）患者への投与
	～60	60～45	45～30	30～15	15～	
β-ラクタム系						
アモキシシリン水和物（サワシリン®等）	750～1,500mg 分3	500～1,500mg 分2～3		250～500mg 分2	250～500mg 分1 HD日にはHD後に投与	
セフカペンピボキシル塩酸塩水和物（フロモックス®等）	300～450mg 分3	200mg 分2			100mg 分1～2	100mg 分1 HD日にはHD後に投与
セフジトレンピボキシル（メイアクトMS®等）	300～600mg 分3	100～200mg 分1～2				
マクロライド系						
クラリスロマイシン（クラリス®等）	400mg 分2	200～400mg 分1～2		200mg 分1		
アジスロマイシン水和物（ジスロマック®等）	500mg 分1					
キノロン系						
レボフロキサシン水和物（クラビット®等）	500mg 分1	初日500mg 分1，以後250mg 分1（CCr：20mL/min以上）		初日500mg 分1，3日目以降250mgを2日おき（CCr：20mL/min未満）		
モキシフロキサシン塩酸塩（アベロックス®）	400mg 分1					
メシル酸ガレノキサシン水和物（ジェニナック®）	400mg 分1	（低体重（40kg未満）かつCCr：30mL/min未満）200mg 分1				減量の必要なし
その他						
ST合剤（バクタ®等）	4錠または4g 分2			2錠または2g 分1	投与しないことが望ましい	
ミノサイクリン塩酸塩（ミノマイシン®等）	100～200mg 分1～2					
ホスホマイシンカルシウム水和物（ホスミシン®等）	2～3g 分3～4			2g 分2 HD日にはHD後に投与		

（日本腎臓病薬物療法学会腎機能別薬剤投与一覧作成委員会, *日本腎臓病薬物療法学会会誌*, 2019;8（1）:88-112 を基に作成）

腎機能低下患者に対する治療薬の考え方と使い方

1 β-ラクタム系抗菌薬

　4員環のβ-ラクタム環を基本骨格にもち，細菌の細胞壁合成を阻害することにより殺菌作用を示します。主なものにペニシリン系，セフェム系，カルバペネム系，モノバクタム系，ペネム系の抗菌薬があります。PK/PDにおいて，β-ラクタム系抗菌薬は時間依存性であるため[2]，1回の投与量を増やすよりは1日あたりの投与回数を増やすほうがより高い治療効果を得ることができます。

　また，β-ラクタム系抗菌薬は一部のセフェム系注射薬を除き大部分が腎排泄型であり，投与設計をする際には腎機能を考慮する必要があります。しかし，元来β-ラクタム系抗菌薬は忍容性の高い薬剤であり，その中でも特に汎用されている第3世代セフェム系経口抗菌薬は注射薬（通常1回1〜2gの1日3回）と比較して投与量が少なく（通常1回100〜200mgの1日3回），バイオアベイラビリティも低い（**表2**）[3]ため，厳密な減量を行わなくても問題とならないこともあります。安易な減量により十分な血中濃度が得られなくなる可能性があることも認識しておきましょう。

　有害事象に関して，β-ラクタム系抗菌薬は薬剤性腎障害の原因薬剤として挙げられています[4]。免疫学的な機序により発現する用量非依存的な有害事象であるため，腎機能に応じて減量していても注意が必要です。特

表2　主な経口β-ラクタム系抗菌薬のバイオアベイラビリティ（BA）

	一般名（主な商品名）	BA（%）
ペニシリン系	アモキシシリン（サワシリン®）	80
第1世代セフェム系	セファクロル（ケフラール®）	93
第2世代セフェム系	セフロキシム　アキセチル（オラセフ®）	52
第3世代セフェム系	セフジニル（セフゾン®）	25
第3世代セフェム系	セフジトレン　ピボキシル（メイアクトMS®）	16
第3世代セフェム系	セフポドキシム　プロキセチル（バナン®）	46

（Gilbert DN, et al.ed, The Sanford Guide to Antimicrobial Therapy 2017, Antimicrobial Therapy, 2017を基に作成）

にセフェム系薬では交叉アレルギーがあるといわれているため[5]，投与する前に当該薬剤のみならず他のβ-ラクタム系抗菌薬も含めた過敏症の既往歴について確認することが大変重要です。

2 マクロライド系抗菌薬

　糖がグリコシド結合した大環状（マクロ）ラクトン環を基本骨格とし，基本骨格の構造から14員環，15員環，16員環の3つに分類され，細菌のリボソーム（50sサブユニットのrRNA）に結合して蛋白質合成を阻害することで静菌作用を示します。効果と相関するPK/PDパラメータは薬剤によって異なっており，エリスロマイシンが「MICを超える濃度が維持される時間（Time above MIC：TAM）」と相関しているのに対し，クラリスロマイシンやアジスロマイシンは「AUCとMICの比（AUC/MIC）」と相関していると考えられています（クラリスロマイシンは「TAM」や「C_{max}とMICの比（C_{max}/MIC）」とも相関していると考えられています）[2]。エリスロマイシンやロキシスロマイシンは腎排泄寄与率が低いですが，腎不全時には腎外クリアランスが低下することが報告されており[6, 7]，末期腎不全患者においては減量を考慮します。

　クラリスロマイシンは前述の腎外クリアランスの影響に加え，他のマクロライド系抗菌薬と比較してやや腎排泄寄与率が高め（15〜38％）なこともあり，CCr 60mL/minから減量を考慮します（表1）。また，CYP3Aや薬物排泄に関与するP糖蛋白質（P-gp）を阻害するため，さまざまな薬物との相互作用にも注意が必要です。腎臓に障害のある患者において併用禁忌となっているコルヒチンに関して，腎機能低下患者においてクラリスロマイシンとの併用によりコルヒチンの血中濃度上昇に伴う中毒症状が発現したとの報告[8]があります。

　アジスロマイシンは他のマクロライド系抗菌薬と比較してCYPやP-gpを介した相互作用への影響は少なく，また尿中排泄寄与率も低く腎機能低下時の減量も特に必要とされていません[9]。

③ キノロン系抗菌薬

　細菌のDNA複製に必要なトポイソメラーゼを阻害することで殺菌作用を示します。PK/PDにおいて，キノロン系抗菌薬は濃度依存性の抗菌薬であり[2]，血中濃度がMICを下回った場合も細菌の増殖抑制が一定時間持続するpost-antibiotic effect（PAE）を有しているため，1日1回投与により1回量を増やして血中濃度を上げることが推奨されています。

　排泄に関しては，レボフロキサシンが腎排泄型として有名であるため，キノロン系抗菌薬全体が腎排泄型と思われがちですが，モキシフロキサシンのように腎機能に応じた減量が必要とされていない薬剤もあるため，薬剤ごとに薬物動態のパターンを確認する必要があります。また，腎機能に応じて減量する際には，キノロン系抗菌薬が濃度依存性抗菌薬であるため，血中濃度のピーク自体が低下しないように初回投与量は減量しないことが重要です。例えば，CCrが20〜50mL/minの患者へのレボフロキサシンの投与量の目安は，「初日500mgを1回，2日目以降250mgを1日1回投与する」となっています（表1）。

　重篤な有害事象についてはさまざまな報告がなされていますが，その中にはけいれんやQT延長等薬理作用によると考えられるものも含まれています。腎機能低下患者において過量投与とならないよう適切に減量することが必要です。

　また，アルミニウムやマグネシウム等の金属イオンと難溶性のキレートを形成することにより吸収が低下して[10]効果が減弱する可能性があるため，これらを含む薬剤との併用には注意が必要です。一般的によく用いられている酸化マグネシウムや鉄剤のみならず，CKD患者が服用している可能性のある高リン血症治療薬の中には沈降炭酸カルシウム，炭酸ランタン，クエン酸第二鉄，スクロオキシ水酸化鉄といった金属イオンを含む薬剤があります。キノロン系抗菌薬がCKD患者に処方された際には，高リン血症治療薬等の併用薬にも注意が必要です。

薬効別 Lecture

9

抗菌薬

4 ST合剤（スルファメトキサゾール・トリメトプリム）

　スルファメトキサゾール（sulfamethoxazole）とトリメトプリム（trimethoprim）を5：1の比率で配合した合成抗菌薬であり，それぞれの頭文字をとって「ST合剤」と呼ばれています。サルファ薬の一種であり，葉酸合成経路を阻害することで殺菌作用を示します。腎排泄型薬剤であり，腎機能低下時には血中濃度半減期が延長するため，CCrが30mL/min以下では1/2に減量し，15mL/min未満では投与しないことが望ましいとされています。また，感染症の種類によって投与量が違うことにも注意が必要です[11]。

　トリメトプリムは遠位尿細管や皮質集合管のNaチャネル及びNa^+-K-ATPaseの活性を阻害する作用があり，カリウムの排泄を低下させます[12, 13]。CKDステージが進むと腎機能低下によるカリウムの排泄低下や代謝性アシドーシスの合併による影響のため血清カリウム値が上昇しやすく[14]，また，CKD患者はスピロノラクトンやRAS阻害薬のような血清カリウム値を上昇させる薬剤を服用していることも多いため，CKD患者にST合剤を投与する際には血清カリウム値にも十分注意する必要があります。

　また，トリメトプリムはシメチジン等でもみられるように，クレアチニンの尿細管分泌を阻害することにより腎障害を起こしていないにもかかわらず血清クレアチニン値を上昇させることがあり[15, 16]，GFR自体が低下しているわけではないため偽性腎障害と呼ばれることがあります。その一方で，ST合剤はアレルギー性間質性腎炎の原因薬剤でもあるので[4]，服用中に血清クレアチニン値の上昇がみられた場合には，偽性腎障害なのか実際に腎機能が低下しているのか注意する必要があります。

 おわりに

　近年，世界的に薬剤耐性菌の増加が問題となってきており，薬剤耐性（antimicrobial resistance：AMR）への取り組みの必要性が叫ばれています。2015年の世界保健総会で「AMRに関するグローバル・アクション

プラン」が採択され，日本では2016年4月に「薬剤耐性（AMR）対策ア
クションプラン（2016-2020）」が策定されました[17]。AMR対策として
薬剤師が貢献できることの一つに，アクションプランにも掲げられている
「抗菌薬の適正使用」があります。本書のテーマである「腎機能」をしっ
かり考慮した有効かつ安全な用法・用量設計を通して，薬局薬剤師も抗菌
薬の適正使用に貢献することができます。

服薬後フォローアップのポイント

○ キノロン系等腎機能に応じた減量により用法が複雑になってしまった場
合は特に注意して，適切に服用できているかフォローしよう。

○ 薬剤性腎障害は服用期間終了後しばらく経ってから現れるケースもある
ため，可能であれば終了後もモニタリングしよう。

○ ST合剤を服用中の間は定期的に血清カリウム値をモニタリングしよう。
スピロノラクトンやRAS阻害薬等他にカリウム値を上昇させる併用薬
を服用中の場合は特に注意しよう。

引用文献

1) 厚生労働省．「抗菌薬のPK/PDガイドライン」について（平成27年12月25日薬生審査発1225第10号）．

2) 戸塚恭一・監．日常診療に役立つ抗感染症薬のPK-PD．ユニオンエース，2012.

3) Gilbert DN, et al .ed. Selected pharmacologic features of antimicrobial agents. The Sanford Guide to Antimicrobial Therapy 2017. Antimicrobial Therapy, pp89-98, 2017.

4) 薬剤性腎障害の診療ガイドライン作成委員会．薬剤性腎障害診療ガイドライン2016．*日腎会誌*，2016;58(4):477-555.

5) Dickson SD, Salazar KC. Diagnosis and management of immediate hypersensitivity reactions to cephalosporins. *Clin Rev Allergy Immunol*. 2013;45(1):131-142. doi: 10.1007/s12016-013-8367-x.

6) Lam YW, Banerji S, Hatfield C, et al. Principles of drug administration in renal insufficiency. *Clin Pharmacokinet*. 1997;32(1):30-57. doi:10.2165/00003088-199732010-00002.

7) Sun H, Frassetto LA, Huang Y, et al. Hepatic clearance, but not gut availability, of erythromycin is altered in patients with end-stage renal disease. *Clin Pharmacol Ther*. 2010;87(4):465-472. doi:10.1038/clpt.2009.247. Epub 2010 Jan 20.

8) Akdag I, Ersoy A, Kahvecioglu S, et al. Acute colchicine intoxication during clarithromycin administration in patients with chronic renal failure. *J Nephrol*. 2006;19(4):515-517.

9) ファイザー．ジスロマック錠250mg添付文書（第24版）．

10) Shiba K, Sakai O, Shimada J, et al. Effects of antacids, ferrous sulfate, and ranitidine on absorption of DR-3355 in humans. *Antimicrob Agents Chemother*. 1992;36(10):2270-2274. doi:10.1128/aac.36.10.2270.

11) シオノギファーマ. バクタ配合錠・配合顆粒添付文書（第16版）.

12) Choi MJ, Fernandez PC, Patnaik A, et al. Brief report: trimethoprim-induced hyperkalemia in a patient with AIDS. *N Engl J Med*. 1993;328(10):703-706. doi:10.1056/NEJM199303113281006.

13) Eiam-ong S, Kurtzman NA, Sabatini S. Studies on the mechanism of trimethoprim-induced hyperkalemia. *Kidney Int*. 1996;49(5):1372-1378. doi:10.1038/ki.1996.193.

14) 日本腎臓学会・編. CKD診療ガイド2012. 東京医学社, 2012.

15) Berglund F, Killander J, Pompeius R. Effect of trimethoprim-sulfamethoxazole on the renal excretion of creatinine in man. *J Urol*. 1975;114(6):802-808. doi:10.1016/s0022-5347(17)67149-0.

16) Lepist EI, Zhang X, Hao J, et al. Contribution of the organic anion transporter OAT2 to the renal active tubular secretion of creatinine and mechanism for serum creatinine elevations caused by cobicistat. *Kidney Int*. 2014;86(2):350-357. doi:10.1038/ki.2014.66. Epub 2014 Mar 19.

17) 国際的に脅威となる感染症対策関係閣僚会議. 薬剤耐性（AMR）対策アクションプラン2016-2020. 2016（https://www.mhlw.go.jp/file/06-Seisakujouhou-10900000-Kenkoukyoku/0000120769.pdf　2020年11月17日閲覧）.

（井上彰夫）

抗ウイルス薬

🦋 ここだけは押さえよう！

▶ 抗ヘルペスウイルス薬（特にアシクロビルとバラシクロビル）の過量投与では，急性腎障害と精神神経症状に特に注意しよう。

▶ 他の抗ヘルペスウイルス薬からアメナメビルへ変更する際は，薬物間相互作用のリスクがあるため併用薬の確認と相互作用によるリスクも考慮しよう。

▶ アマンタジンは過量投与により重篤なミオクローヌス等を引き起こす可能性があり，透析での除去が困難となり中毒症状が遷延しやすいため，腎機能低下患者への投与時は十分に注意しよう。

▶ 透析患者へのオセルタミビルの投与方法は単回投与がガイドラインにより示されている。

🔵 抗ヘルペスウイルス薬

　水痘・帯状疱疹ウイルス（varicella zoster virus：VZV）の再活性化により生じる帯状疱疹や単純ヘルペスウイルス（herpes simplex virus：HSV）の感染により生じる単純疱疹等の治療に用いられる経口の抗ヘルペスウイルス薬は4種類あります。このうち，最後に発売されたアメナメビルを除いた薬剤は全て腎排泄型薬剤であり，腎機能に応じた投与量の目安が設定されています（**表1**）。この抗ヘルペスウイルス薬ですが，薬局薬剤師にとってはリスクの高い薬剤であるとのイメージはあまりないかもしれません。しかし，主に病院薬剤師を対象としたアンケート調査において，CKD患者における有害事象経験薬として抗ヘルペスウイルス薬が最も多く回答されたとの報告[1]や，薬剤師を対象としたアンケート調査において有害事象を経験したことがある腎排泄型薬剤として抗ヘルペスウイ

表1　抗ヘルペスウイルス薬の腎機能に応じた投与量の目安（帯状疱疹）

一般名 （主な商品名）	GFRまたはCCr（mL/min）							血液透析 （HD）患者へ の投与
	60	50	40	30	25	20	10	
アシクロビル （ゾビラックス®）	4,000mg 分5				2,400mg 分3		1,600mg 分2	400〜800mg （体重に応じて）毎 HD後
バラシクロビル （バルトレックス®）	3,000mg 分3		2,000mg 分2		1,000mg 分1		500mg 分1	500mg 週3回 HD後（体重60kg 非高齢者の場合）
ファムシクロビル （ファムビル®）	1,500mg 分3	1,000mg 分2		500mg 分1			250mg 分1	250mg 週3回 HD後
アメナメビル （アメナリーフ®）	400mg 分1							

（各薬剤の添付文書及び日本腎臓病薬物療法学会腎機能別薬剤投与一覧作成委員会，
日本腎臓病薬物療法学会誌, 2019;8(2):206-209を基に作成）

ルス薬が最も多く回答され，その回答は全て病院薬剤師からであったとの報告[2]もあります。つまり，薬局薬剤師が気づいていないところで腎機能に対して過量投与された抗ヘルペスウイルス薬による入院等を必要とする有害事象が起きていることが考えられます。そのため，薬局薬剤師も抗ヘルペスウイルス薬の腎機能に応じた投与量調節の必要性を理解する必要があります。

腎機能低下患者に対する治療薬の考え方と使い方

アシクロビル

ウイルス感染細胞においてウイルス由来のチミジンキナーゼ等にリン酸化を受けた後，正常基質である核酸と競合しDNA合成を阻害することで抗ウイルス作用を示します[3]。錠剤の添付文書には「健康成人にアシクロビル200mg及び800mgを単回経口投与した場合，48時間以内にそれぞれ投与量の25.0％及び12.0％が未変化体として尿中に排泄された」[4]と記載されているため，一見すると腎排泄型ではないように思うかもしれません。

しかし，静注製剤の添付文書には「健康成人へ5又は10mg/kgを1時間点滴静注した時，48時間以内にそれぞれ68.6%又は76.0%が未変化体として尿中排泄された」[5]と記載されており，経口時と静注時とでその値が大きく異なっています。これは，バイオアベイラビリティが10～20%[3]と低いことにより経口投与時の尿中未変化体排泄率が見かけ上小さくなっているためであり，静注時の値から腎排泄型薬剤であると判断すべき薬剤です（詳細はPart1-1参照）。また，この吸収性の低さから，腎機能正常患者における帯状疱疹の治療の際には1日5回服用する必要があります。

2 バラシクロビル

前述したアシクロビルの消化管からの吸収性の低さを改善するため，L-バリルエステル化したものがバラシクロビルです。バイオアベイラビリティが54.2%[6]と向上しているため，腎機能正常患者における帯状疱疹の治療の際にも1日3回の服用でよくなっています。体内に吸収後速やかにアシクロビルとL-バリンに加水分解されるため，バラシクロビルの血中濃度はアシクロビルと比較すると限りなく低く[7]，吸収後における薬剤の特徴や注意点等はアシクロビルと同様に考えます。

● 腎機能低下患者において注意する有害事象

腎排泄型であるアシクロビル（及びそのプロドラッグであるバラシクロビル）を腎機能に応じて減量しなかった場合，血中濃度が高くなることによる中毒性有害事象のリスクが高くなることが考えられます。その代表的なものとして呂律困難や幻覚，意識障害等の精神神経症状を引き起こすアシクロビル脳症が挙げられます。アシクロビル脳症は高い血中濃度のため，アシクロビルの代謝物である9-carboxymethoxymethyl-guanine（CMMG）が脳内に蓄積することで発症すると考えられています[8]。

また，アシクロビルは溶解度が低いため，糸球体で濾過された原尿が尿細管での濃縮を通じて濃度が高くなることで析出（結晶化）し，尿細管を閉塞して閉塞性（腎後性）の急性腎障害（acute kidney injury: AKI）を引き起こすことがあります[9]。さらに，腎後性AKIにより排泄が低下することでさらなる血中濃度上昇を招き，その結果アシクロビル脳症が発症す

るケースもあります[10]。腎機能低下患者では腎血流量が低下しているため，アシクロビルやバラシクロビルが減量されずに投与されることによる結晶化のリスクが腎機能正常患者と比較して高くなることは容易にイメージできると思います。さらには，夏場等の脱水を引き起こしやすい状況や，NSAIDsやRAS阻害薬等の腎血流量を低下させる薬剤との併用により，腎後性AKIの発症リスクが増大する可能性を提言する報告[11]があります。アシクロビルによる中毒症状と機序については**図1**にまとめています。

　これらの有害事象を防ぐために，腎機能に応じた投与量の調節を行うことはもちろん，腎血流量の低下を招かないよう脱水への対応が重要です。特に水分が失われやすい夏場や，腎血流量を低下させる薬剤を服用している場合には，十分に水分を摂取しながら抗ヘルペスウイルス薬を服用していくよう患者に指導することが重要です。

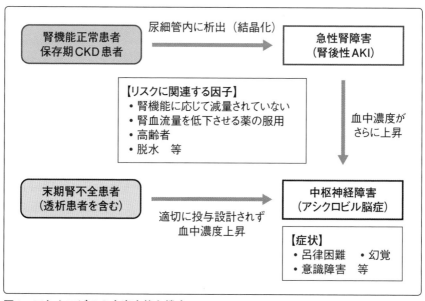

図1　アシクロビルの中毒症状と機序

（吉田拓弥, *調剤と情報*, 2015;21(10):122-127 を基に作成）

3 ファムシクロビル

　アシクロビルと同様の作用機序を示すペンシクロビルは消化管からの吸収性が低く，その改善のためジアセチル-6-デオキシ誘導体としたのがファムシクロビルです[12]。活性体であるペンシクロビルのバイオアベイラビリティを考慮した尿中排泄率は約75〜80％であるため腎排泄型薬剤です。一般的にペンシクロビルはアシクロビルと比較して溶解度が高く，また中枢への移行性が低いといわれており，腎機能低下患者において前述したアシクロビル脳症及び腎後性AKIのリスクが比較的低い可能性があります。しかし，65歳以上の高齢者を対象とした後ろ向きコホート研究において，経口のアシクロビルまたはバラシクロビルを投与した群とファムシクロビルを投与した群との間にAKI発症リスクの有意差はなかったとの報告もあります[13]。典型的な腎排泄型薬剤であり腎機能低下患者において血中濃度が高くなることは確認されているので，アシクロビルやバラシクロビルと同様に腎機能に応じて投与量を調節することは重要です。

4 アメナメビル

　これまで説明した抗ヘルペスウイルス薬とは違い，ヘリカーゼ・プライマーゼ複合体の活性を直接阻害することでウイルスの増殖を抑制し抗ウイルス作用を示します[14]。また薬物動態の面でも違いがあり，腎機能に応じた投与量の調節が必要ないとされています。そのため腎機能低下患者に対して用いやすい薬剤であると考えることができますが，腎機能正常者と比較して高度腎機能障害患者においてAUCが約2倍に上昇することや[15]，アメナメビルの投与により非重篤であるものの腎障害を反映するマーカーである尿中N-アセチル-β-D-グルコサミニダーゼ（N-Acetyl-β-D-glucosaminidase：NAG）や尿中α_1-ミクログロブリン（α_1-microglobulin：α_1-MG）が増加することが認められており[16]，一定の注意は必要です。

　また，CYP3AやCYP2B6を誘導する作用がありさまざまな薬物の代謝に影響を及ぼす可能性があるため，薬物間相互作用には注意が必要です。CKD患者はこれらの代謝酵素の基質となる薬剤を服用していることも多

いため，アメナメビルが投与される場合にはその併用薬への影響について
も十分に確認することが重要です。

 ## 抗インフルエンザウイルス薬

　抗インフルエンザウイルス薬はM2蛋白阻害薬のアマンタジン（A型イ
ンフルエンザウイルスのみ適応あり），ノイラミニダーゼ阻害薬のオセル
タミビル・ザナミビル・ラニナミビル・ペラミビル，キャップ依存性エン
ドヌクレアーゼ阻害薬のバロキサビル，RNAポリメラーゼ阻害薬のファ
ビピラビルの7種類あり，投与方法や服用（使用）回数は薬剤ごとにさま
ざまな特徴があります。また，腎機能に応じた投与量調節の必要性も薬剤
により異なっています（表2, 3）。以後，腎機能に注意が必要な薬剤につ
いて解説します。

表2　わが国における抗インフルエンザウイルス薬の一覧

一般名 （主な商品名）	投与方法	腎機能に応じた 投与量調節の必要性	特記事項
アマンタジン （シンメトレル®）	内服	あり	A型インフルエンザウイルスのみ 適応あり
オセルタミビル （タミフル®）	内服	あり	
ザナミビル （リレンザ®）	吸入	なし	
ラニナミビル （イナビル®）	吸入	なし	
ペラミビル （ラピアクタ®）	静注	あり	
バロキサビル （ゾフルーザ®）	内服	なし	
ファビピラビル （アビガン®）	内服	なし	新型または再興型インフルエンザ によるパンデミックに対して国が 必要と判断した場合のみ使用可能

（各薬剤の添付文書を基に作成）

表3 抗インフルエンザウイルス薬の腎機能に応じた投与量の目安（必要な薬剤のみ）

一般名 （主な商品名）	GFR または CCr（mL/min）							血液透析 （HD）患者 への投与
	70	60	50	40	30	20	10	
アマンタジン （シンメトレル®）	100mg 分1〜2	100mg 分1			100mg 2日に 1回	100mg 3日に 1回		透析を必要とするような重篤な腎障害のある患者には禁忌
オセルタミビル （タミフル®）	150mg 分2					75mg 分1		推奨用量は確立していない
ペラミビル （ラピアクタ®）	1回300mgを15分以上かけて単回点滴静注 重症化するおそれがある場合：1回600mg			通常： 1回100mg 重症化するおそれがある場合： 1回200mg		通常： 1回50mg 重症化するおそれがある場合： 1回100mg		具体的には設定されていない 慎重に投与量を調節

（各薬剤の添付文書を基に作成）

腎機能低下患者に対する治療薬の考え方と使い方

1 アマンタジン

抗インフルエンザウイルス薬として開発され，その後「パーキンソン症候群」や「脳梗塞後後遺症に伴う意欲・自発性低下の改善」の適応が追加となった特異な経緯をもつ薬剤です。尿中未変化体排泄率が90％以上の腎排泄型薬剤であり[17]，分布容積が5〜10L/kgと大きく通常の透析では少量しか除去できず[18]，中毒症状が遷延しやすい薬剤です。また，過量投与による中毒性の有害事象として消化器症状や精神神経症状が挙げられ，重篤なミオクローヌスを引き起こすこともあります。そのため，腎機能低下患者に対して過量投与とならないように十分に注意が必要な薬剤です。現在ではB型に無効であることと耐性化も進んでいることから，インフルエンザ治療薬としての使用は推奨されていないことも押さえておきましょう。

2 オセルタミビル

未変化体と活性体と合わせて投与後48時間までに70〜80％が尿中に

排泄されるため，腎機能に応じた投与法の目安が示されています[19]。腎機能正常者と比較して腎機能低下患者（CCr ≦ 30mL/min）でAUC$_{0\text{-}12h}$が約10倍に上昇する等，腎機能低下による明らかな排泄遅延が確認されているため，投与開始前に腎機能を確認したうえで投与設計する必要があります。透析患者に対する投与に関して添付文書では推奨用量は確立していないとされていますが，「オセルタミビル75mg単回投与で，5日後症状が残っていた場合，もう1回投与する」と日本透析医会のガイドラインに記載されており[20]，基本的には1回75mgの単回投与とすることが提案されています。

3 ペラミビル

　重症例かつ吸入・内服が困難な場合に選択されることが多く，静注製剤であることから薬局薬剤師にはあまり馴染みのない薬剤かもしれません。尿中未変化体排泄率が77.2〜95.4%と腎排泄型の薬剤であり，腎機能に応じた投与法の目安が設定されています[21]。腎機能低下患者（CCr < 30mL/min）でAUC$_{0\text{-}\infty}$が約5倍に上昇する等，腎機能低下による排泄遅延が確認されています。

その他の抗ウイルス薬

　ここまで，薬局薬剤師が関わることが多い抗ヘルペスウイルス薬と抗インフルエンザウイルス薬について解説しました。抗ウイルス薬にはそれ以外にもHIV感染症治療薬やB型・C型肝炎治療薬等があり，薬剤ごとに腎機能に応じた投与量調節の必要性は異なっています。特に押さえておきたい薬剤について一部取り上げます。

　C型肝炎治療薬のリバビリンは，腎機能の低下に応じて全身クリアランスが低下して血中濃度が高くなりやすいことや，重大な有害事象として貧血が高頻度で報告されておりCKD患者では腎性貧血を合併しやすいこと等から，CCrが50mL/min未満の患者では禁忌となっています[22]。

　B型肝炎やHIV治療薬として用いられるテノホビルは尿中排泄率が高く

腎機能低下患者において血中濃度が高くなるため投与量に注意が必要であるとともに，近位尿細管障害を引き起こすことが報告されており，腎毒性にも注意が必要な薬剤です[23, 24]。投与期間中は腎機能の変動にも注意をし，急激に低下する場合は投与中止も考慮する必要があります。

　一方で，C型肝炎治療薬のグラゾプレビルやエルバスビル等のように腎機能低下患者において減量が求められていない薬剤もあります。抗ウイルス薬の調剤を取り扱う際には，薬剤の腎排泄性等の薬物動態や各感染症の治療スケジュールを十分に理解したうえで，適切な用法・用量の設定や腎毒性を含めた有害事象のモニタリングをしていきましょう。

服薬後フォローアップのポイント

○ アシクロビルやバラシクロビル等では，尿閉やむくみ等のAKIによる症状や，呂律困難（言葉をうまく話せない）や意識障害等のアシクロビル脳症による症状をモニタリングしよう。特に夏場やNSAIDsの併用時はリスクが高くなるのでより積極的にモニタリングを。

○ オセルタミビルの腎機能低下に伴う過量投与による有害事象は明らかとなっていないが，嘔吐や傾眠，めまい等の体調変化について，必要に応じてモニタリングしよう。

引用文献

1) 和泉 智，鎌田直博，竹内裕紀，他．平成21年度学術委員会第1小委員会報告 高齢者および慢性腎臓病（CKD）患者への適正な薬物療法に関する調査・研究〜CKD患者の副作用および薬剤性腎障害と薬剤師の関与に関するアンケート調査〜．*日病薬師会誌*. 2010;46(8):989-992.

2) Kondo Y, Ishitsuka Y, Shigemori E, et al. Awareness and current implementation of drug dosage adjustment by pharmacists in patients with chronic kidney disease in Japan: a web-based survey. *BMC Health Serv Res*. 2014;14:615. doi:10.1186/s12913-014-0615-0.

3) グラクソ・スミスクライン．ゾビラックス錠・顆粒インタビューフォーム（第3版）．

4) グラクソ・スミスクライン．ゾビラックス錠添付文書（第16版）．

5) グラクソ・スミスクライン．ゾビラックス点滴静注用添付文書（第17版）．

6) グラクソ・スミスクライン．バルトレックス錠添付文書（第15版）．

7) グラクソ・スミスクライン．バルトレックス錠・顆粒インタビューフォーム（第16版）．

8) Helldén A, Lycke J, Vander T, et al. The aciclovir metabolite CMMG is detectable in the CSF of subjects with neuropsychiatric symptoms during aciclovir and valaciclovir treatment. *J Antimicrob Chemother*. 2006;57(5):945-949. doi:10.1093/jac/dkl067. Epub

2006 Mar 15.

9) 薬剤性腎障害の診療ガイドライン作成委員会. 薬剤性腎障害診療ガイドライン2016. *日腎会誌*. 2016;58(4):477-555.

10) 佐川尚子, 鶴谷悠也, 野村和至, 他. バラシクロビル投与後にアシクロビル脳症および急性腎障害を発症した高齢糖尿病患者の1例. *日老医誌*. 2014;51(6):581-585.

11) Inaba I, Kondo Y, Iwasaki S, et al. Risk Evaluation for Acute Kidney Injury Induced by the Concomitant Use of Valacyclovir, Analgesics, and Renin-Angiotensin System Inhibitors: The Detection of Signals of Drug-Drug Interactions. *Front Pharmacol*. 2019;10:874. doi: 10.3389/fphar.2019.00874. eCollection 2019.

12) 旭化成ファーマ. ファムビル錠インタビューフォーム (第14版).

13) Lam NN, Weir MA, Yao Z, et al. Risk of acute kidney injury from oral acyclovir: a population-based study. *Am J Kidney Dis*. 2013;61(5):723-729. doi:10.1053/j.ajkd. 2012.12.008. Epub 2013 Jan 10.

14) マルホ. アメナリーフ錠インタビューフォーム (第6版).

15) Kusawake T, Kowalski D, Takada A, et al. The Influence of Hepatic and Renal Impairment on the Pharmacokinetics of a Treatment for Herpes Zoster, Amenamevir (ASP2151): Phase 1, Open-Label, Single-Dose, Parallel-Group Studies. *Adv Ther*. 2017;34(12):2612-2624. doi:10.1007/s12325-017-0643-3. Epub 2017 Nov 13.

16) 医薬品医療機器総合機構. アメナリーフ錠審査報告書. 2017.

17) 平田純生, 古久保 拓・編著. 透析患者への投薬ガイドブック 改訂3版. じほう, 2017.

18) Horadam VW, Sharp JG, Smilack JD, et al. Pharmacokinetics of amantadine hydrochloride in subjects with normal and impaired renal function. *Ann Intern Med*. 1981;94(4 pt 1): 454-458. doi:10.7326/0003-4819-94-4-454.

19) 中外製薬. タミフルカプセル添付文書 (第1版).

20) 日本透析医会「透析施設における標準的な透析操作と感染予防に関するガイドライン」改訂に向けたワーキンググループ. 透析施設における標準的な透析操作と感染予防に関するガイドライン (五改訂). 日本透析医会, 2020 (http://touseki-ikai.or.jp/htm/07_manual/doc/20200430_infection%20control_guideline.pdf 2020年11月17日閲覧).

21) 塩野義製薬. ラピアクタ点滴静注液バッグ・バイアル添付文書 (第3版).

22) MSD. レベトールカプセル添付文書 (第27版).

23) ギリアド・サイエンシズ. ビリアード錠添付文書 (第1版).

24) Han Y, Zeng A, Liao H, et al. The efficacy and safety comparison between tenofovir and entecavir in treatment of chronic hepatitis B and HBV related cirrhosis: A systematic review and Meta-analysis. *Int Immunopharmacol*. 2017;42:168-175. doi:10.1016/j. intimp.2016.11.022. Epub 2016 Dec 1.

(井上彰夫)

向精神薬

❶ はじめに

　向精神薬は，その名のとおり精神，つまり中枢に作用する薬剤です。作用点が脳であるため，血液脳関門（blood-brain barrier：BBB）を通過して効果が発揮されます。BBBはさまざまな薬物の脳内移行を制御しており，通過できる薬剤は，主に脂溶性が高い薬剤か，あるいはトランスポーターを介して輸送される一部の薬剤のみとなります[1]。

　一般的に，脂溶性が高い薬剤は肝消失されやすいため，脂溶性薬剤が多い向精神薬について，腎機能障害患者で用量調節が必要というイメージをもっていない医療従事者も少なくないと思われます。その一方で，薬剤側のさまざまな特徴により腎機能障害患者で用量調節が必要な薬剤が存在します。さらに，明確に用量設定が明示されているものもあれば，そうでないものもあります。本項では，腎機能障害患者で注意すべき向精神薬について，その理由も踏まえて解説します。

❷ 腎機能低下患者に対する治療薬の考え方と使い方

1 ベンズアミド誘導体

　定型抗精神病薬のスルピリド，脳循環代謝改善薬のチアプリド，制吐薬のメトクロプラミド等は，ベンズアミド誘導体に分類されます。適用する

目的は薬剤ごとに少しずつ異なりますが、ドパミン受容体やセロトニン受容体に作用することで、消化器系や精神系に影響を与える薬剤です。

定型抗精神病薬の中で唯一、典型的な腎排泄型薬剤なのがスルピリドです。ハロペリドールやクロルプロマジン等他の薬剤と異なり、尿中排泄率が90%を超えています。分布容積が0.6～0.9L/kg、全身クリアランスが90～178mL/minと聞くと、どこかクレアチニンの特性と似ているような印象を受けるため、腎機能に応じた減量法が有効である印象が高まると思います。消化性潰瘍に対して適用されるスルピリドの用量は150mg/日ですが、透析患者では25mg/日か透析後に50mgまで大幅に減量する必要があります。透析患者に150mg/日のスルピリドが処方された結果、意識障害、QT延長症候群を呈した症例報告もあります[2]。

チアプリドは、脳梗塞後遺症に伴うせん妄等の改善に用いられる薬剤であり、脳循環代謝改善薬の中で唯一、尿中排泄率が70%を超える腎排泄型薬剤です。常用量150mg/日に対して、腎機能に基づいた減量が推奨され、透析患者では25～50mg/日まで減量する必要があります。さらに、透析患者にチアプリドを開始した後の有害事象発生率の観点から、25mg/日もしくは体格を考慮した0.5mg/kg/日での維持用量設定を推奨する報告もあります[3]。

これらの薬剤は、単に腎排泄性が高いというのみならず、錐体外路症状や重篤な不整脈症状等、中毒性有害事象のリスクが明らかです。また、高齢者に処方されやすいという背景もあります。薬剤を使用する目的を確認するとともに、できるだけ適切な腎機能評価をしたうえで、適正用量を決定することが重要です。さらに、錐体外路症状を起こさないための薬学的管理としてドパミン受容体阻害作用を有する薬剤を複数併用していないかどうかも併せて確認することが大切でしょう。

2　活性代謝物が薬理活性を有する向精神薬

未変化体が肝臓で代謝される薬剤だとしても、代謝物が薬理活性を有し、その代謝物が腎排泄されやすい場合は、腎機能障害患者における用量設定に注意が必要です（図1）。抗うつ薬のイミプラミン、非定型抗精神

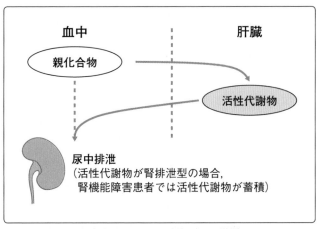

血中　　　　　　　　　　　　肝臓

親化合物

活性代謝物

尿中排泄
（活性代謝物が腎排泄型の場合，
腎機能障害患者では活性代謝物が蓄積）

図1　腎機能障害患者における活性代謝物の蓄積

病薬のリスペリドン，オピオイドのモルヒネやコデイン等がそれに該当します。これらの薬剤は，代謝物が未変化体と同程度か少し弱い程度の薬理活性を有しています。リスペリドンを例に挙げると，腎機能障害患者において，鎮静作用を有する9-ヒドロキシリスペリドンの経口クリアランスが50％ほど低下することが報告されています[4]。

　押さえておきたい特徴として，これらの薬剤はもともと用量設定に幅がある薬剤です。開始量と維持量，最大量までさまざまです。それに加えて，腎機能障害患者では代謝物の蓄積が薬効増強に関連する可能性を考える必要があります。したがって，添付文書における維持量よりも低用量で抗うつ作用や鎮静作用，鎮痛作用が得られる可能性を念頭に置きながら用量をコントロールできるとよいと思われます。

3 パーキンソン病治療薬

　パーキンソン病の治療に用いられる薬剤の中で，際立って尿中排泄率が高いのが，アマンタジン及びプラミペキソールの二剤です。他の薬剤については，腎排泄性が低く，腎機能障害時の用量調節が必要ないものがほとんどです。

　他の薬剤同様に，脂溶性が高いこの二剤が尿中排泄されやすい理由は，

尿細管に発現する薬物トランスポーターに認識されやすいからです。尿細管には，塩基性薬剤を能動的に血管側から尿細管細胞内に取り込む有機カチオントランスポーター (organic cation transporter：OCT) が発現しており，塩基性薬剤の尿細管分泌に寄与しています。アマンタジン及びプラミペキソールの薬剤のpKaはそれぞれ，アマンタジンが10.3，プラミペキソールはpKa$_1$が5.2，pKa$_2$が9.7と，両者ともに塩基性薬剤であり，OCTを介して尿細管分泌されます。加えて，添付文書においてOCT上でアマンタジンとプラミペキソールが拮抗作用を示すことも注意喚起されています。

　さらに，この二剤について注意が必要なもう一つの点は，透析除去のされにくさです。両薬剤の分布容積は5L/kg強と大きく，組織に移行しやすい薬剤です。過量投与により中毒性有害事象が起こった際に，血液透析で血中の薬剤を除去したとしても，組織中の薬剤が除去できないため，中毒を解除するのにかなりの時間を要します。透析患者がアマンタジンを150mg/日で服用し中毒性有害事象を起こした症例報告では，薬剤を中止し血液直接吸着療法や血液濾過療法を実施したうえで，症状の消失に2週間程度かかっています[5]。中毒性有害事象が遷延しやすいことも，用量調節の重要性について考えるうえで大切な要素だと思います。

　中毒性有害事象の症状としては，アマンタジンは便秘や嘔吐等の消化器症状，意識障害やミオクローヌス等の精神症状を，プラミペキソールは傾眠や幻覚，せん妄等の精神症状を起こす可能性があります。そこに，各薬剤の体内動態の特徴を踏まえたうえで，用量調節と有害事象モニタリングを併せて行うのがよいと思われます。プラミペキソールの徐放性製剤は，血中半減期がさらに延長しやすく，徐放性製剤のみ，CCr30mL/min未満で禁忌とされている点も覚えておきましょう。

4　システムLで脳内移行する薬剤

　神経障害性疼痛治療薬のプレガバリン，抗てんかん薬のガバペンチンは，尿中排泄率が90%を超える腎排泄型薬剤です。両薬剤はともに開始量・維持量・最大量まで，腎機能に応じた用量設定が添付文書に記載され

ています。

　ではなぜ，この二剤が中枢に作用することができるのでしょうか。それは，BBBに発現するトランスポーターの影響です。血中から脳内にアミノ酸を取り込むL-type amino acid transporter（システムL）が，γアミノ酪酸と類似構造を有するこの二剤を基質として認識することが知られており[6]，それによって脳内に移行し薬効を発揮します。「水溶性なのに中枢移行する薬剤」の理由がここにあります。

　前述したパーキンソン病治療薬のプラミペキソールと同様に，ガバペンチンに関しても徐放性製剤（レグナイト®：レストレスレッグス症候群に適用）は高度腎機能障害患者で禁忌とされていますので，製剤としての特徴も踏まえて，薬物動態学の情報を押さえておくようにしましょう。

 ## おわりに

　向精神薬は，その使用目的の都合により，効果が得られるまで増量されるケースが多いのが現状です。開始量から維持量，最大量まで用量に幅があることも，投与設計を難しくする要因だと思います。まずは，ここまでに示したような腎排泄型の向精神薬という“例外”をしっかりと押さえましょう。そして，特に高齢者に新規処方された際には，「成人に対する常用量」が処方されていないか，腎機能障害がないかを確認しましょう。加えて，腎機能に基づいて維持量を下方修正しておくこと，維持投与となった際に漫然投与にならないように用量調節の目安となる腎機能を事前に確認しておくこと等も大切です。

　重篤かつ遷延する中毒性有害事象に患者が曝されないように，かつ，向精神薬だからといって過度に難しく考えずに，薬剤の特徴を押さえて適切に管理しましょう。

服薬後フォローアップのポイント

○ 長期処方となる場合，腎機能が今後悪化していく可能性を念頭に置くこと！

○ 用量調節の目安となる腎機能を，事前に確認・記録しておこう。

○ 中毒性有害事象が解除されづらい薬剤もあり，異変に気づいたら早めに相談するよう指導しよう。

引用文献

1) 玉井郁巳，辻 彰. 血液脳関門と薬物の脳内移行. *ファルマシア*. 1997；33(11)：1235-1239.

2) 押田裕喜，丹下正一，宇居吾郎，他. スルピリドによるQT延長症候群からtorsades de pointesを呈した1例. *心臓*. 2013；45(4)：418-423.

3) 島 祐子，平田純生，佐野豪泰，他. 入院血液透析患者のせん妄治療におけるチアプリド塩酸塩の適正使用. *日本腎臓病薬物療法学会誌*. 2016；5(1)：19-25.

4) Snoeck E, Van Peer A, Sack M, et al. Influence of age, renal and liver impairment on the pharmacokinetics of risperidone in man. *Psychopharmacology (Berl)*. 1995；122(3)：223-229. doi：10.1007/BF02246543.

5) 早川和良，伊東祐二，平野良尚，他. 透析患者のamantadine hydrochloride中毒における血液浄化療法の経験. *日透析医学会誌*. 2003；36(2)：135-139. doi：https://doi.org/10.4009/jsdt.36.135.

6) Furugen A, Ishiguro Y, Kobayashi M, et al. Involvement of l-type amino acid transporter 1 in the transport of gabapentin into human placental choriocarcinoma cells. *Reprod Toxicol*. 2017；67：48-55. doi：10.1016/j.reprotox.2016.11.002. Epub 2016 Nov 3.

（吉田拓弥）

薬効別 Lecture

11

向精神薬

解熱鎮痛薬・神経疼痛治療薬・整形外科関連（抗リウマチ薬）

🎣 ここだけは押さえよう！

▶ NSAIDsは腎臓にあるシクロオキシゲナーゼ-2（cyclooxygenase-2：COX-2）を阻害することで，GFRが低下し，腎障害を起こす。腎機能が低下した患者ではさらなるGFRの低下に拍車がかかるため，NSAIDsの腎障害メカニズムを理解しよう。

▶ プレガバリンの有害事象であるふらつきやめまい，傾眠症状や神経症状は高齢者や腎機能低下患者で起こりやすい。

▶ メトトレキサート（MTX）の怖い有害事象は骨髄抑制であることを理解し，脱水や腎機能低下等，MTX中毒のリスク因子を覚えよう。

🎱 はじめに

　解熱鎮痛薬・神経疼痛治療薬・抗リウマチ薬等は，慢性疼痛に関わる治療薬に位置づけられます。慢性疼痛は，器質的要因よりも，非器質的要因が痛みの構成要素として大きく関わるため，痛みを完全に取り除くことは難しいとされています。痛みの軽減は慢性疼痛治療の目的と最終目標の一つではありますが，第一目標ではありません。慢性疼痛治療のゴールは「治療による副作用をできるだけ少なくしながら，痛みの管理を行い，患者のQOLやADLを向上させること」と『慢性疼痛治療ガイドライン』に記載があります[1]。

　本項では，腎機能低下患者に対する慢性疼痛治療による有害事象をできるだけ少なくし，QOLやADLを向上させるための必要な知識を解説します。

腎機能低下患者に対する治療薬の考え方と使い方

1 解熱鎮痛薬

解熱鎮痛薬の中で，一番気をつけてほしい薬剤はNSAIDsで，重篤な腎機能障害時に禁忌であることはよく知られています。NSAIDsは，アラキドン酸経路におけるCOX阻害により鎮痛効果をもたらしますが，COXにはCOX-1，COX-2のアイソザイムが存在し，COX-1は全身臓器に発現するのに対し，COX-2は炎症時に主に炎症組織で誘導されます。COX非選択的阻害薬は，胃粘膜のプロスタグランジン（PG）の産生を阻害してしまうため，消化性潰瘍のリスクが高まります。

NSAIDsによる腎障害の多くは，腎前性腎障害です（**図1**）[2]。COXを阻害することは，GFRの低下につながります。COX-2は腎臓に恒常的に発

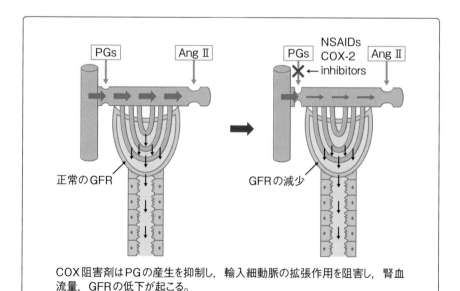

COX阻害剤はPGの産生を抑制し，輸入細動脈の拡張作用を阻害し，腎血流量，GFRの低下が起こる。

図1　NSAIDsによるGFR低下のメカニズム
（Up to date Courtesy of Randy Luciano, MD, PhD, and Mark A Perazella, MD, FACP.Graphic 89933 Version 1.0 を基に作成）

現しているため，COX-2選択的阻害薬はCOX-2非選択的阻害薬と同様に腎障害を発症する可能性があります。これが，NSAIDsが腎機能低下患者に注意が必要な理由です。

また，Lecture1でも述べましたが，腎機能低下患者でRAS阻害薬，利尿薬を服用している方がNSAIDsを服用すると，急性腎障害（acute kidney injury：AKI）等のリスクが上昇しますので，Triple whammyの組み合わせになっていないか確認するようにしましょう。

2 神経疼痛治療薬

『神経障害性疼痛薬物療法ガイドライン改訂第2版』では，神経障害性疼痛の薬物療法における第一選択薬として，Ca^{2+}チャネル$\alpha_2\delta$リガンドのプレガバリンやガバペンチン，セロトニン・ノルアドレナリン再取り込み阻害薬のデュロキセチン，三環系抗うつ薬のアミトリプチリン等が挙げられています[3]。

プレガバリンはしびれ等の神経疼痛に効果を発揮する一方で，めまいや眠気，転倒等の有害事象に注意が必要です。また，尿中排泄率が90%と高く，腎機能低下時は用量調節が推奨されていますので，**表1**に添付文書に記載されている腎機能別の用量を示します。また**図2**[4]に示すように，高齢者での有害事象の発現率が高く，特に浮動性めまい，傾眠の発生頻度が高いとされています。非腎機能低下患者に比べ，腎機能低下患者では有害事象の発生率が有意に高くなる（非腎機能低下患者4%，腎機能低下患者23%）との報告があり，高齢者は腎機能が低下していることも多いため，特に注意が必要です[5]。

デュロキセチンは，添付文書に腎機能別の投与量の記載はありませんが，末期腎不全（end-stage kidney disease：ESKD）患者では血中濃度が上昇すると報告されており，投与は推奨されていません。

3 オピオイド鎮痛薬

オピオイド鎮痛薬に関する報告において，慢性腰痛に対してトラマドール200mgとセレコキシブ400mgは同等の鎮痛効果が認められています[6]。

表1　神経障害性疼痛に対するプレガバリンの腎機能別投与量

CCr (mL/min)	≧60	≧30 - <60	≧15 - <30	<15	血液透析後の補充用量
1日投与量	150～600mg	75～300mg	25～150mg	25～75mg	
初期用量	1回75mg 1日2回	1回25mg 1日3回 又は1回75mg 1日1回	1回25mg 1日1回 もしくは2回 又は1回50mg 1日1回	1回25mg 1日1回	25又は50mg
維持量	1回150mg 1日2回	1回50mg 1日3回 又は1回75mg 1日2回	1回75mg 1日1回	1回25又は50mg 1日1回	50又は75mg
最高投与量	1回300mg 1日2回	1回100mg 1日3回 又は1回150mg 1日2回	1回75mg 1日2回 又は1回150mg 1日1回	1回75mg 1日1回	100又は150mg

（ファイザー，リリカカプセル・OD錠添付文書（第1版）より引用）

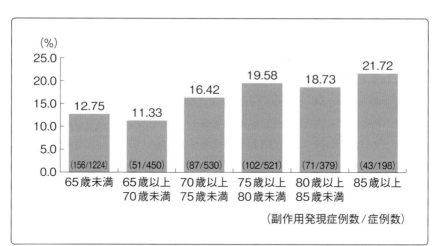

図2　リリカ®カプセル市販後調査の年齢別副作用発現率
（ファイザー，リリカカプセル適正使用に関するお願い，2017より引用）

一方で，トラマドールは海外の薬物動態試験において，腎機能低下患者ではAUCが高くなる傾向があったため，腎機能低下時は減量して投与することが望ましく，また吐き気や便秘等の有害事象にも注意が必要です。

● 腎機能低下患者に対する疼痛マネジメント

　『エビデンスに基づくCKD診療ガイドライン2018』には「疼痛のある
CKD患者にNSAIDsかアセトアミノフェンのいずれが推奨されるか?」
というCQに対して,「疼痛のあるCKD患者への短期投与においては,特
に腎血流やGFRの減少している高齢者を中心にアセトアミノフェンは
NSAIDsより安全な可能性があり,その使用を提案する。ただしアセトア
ミノフェンについても長期投与時の安全性は不確定である（D2）」と記載
されています[7]。臨床で対応に悩む多くの症例が慢性疼痛であることを鑑
みると,この回答はさらに悩みを増幅させてしまいます。さらに,「非特
異的な慢性の腰痛患者」に対するアセトアミノフェン（500mg×2回）
とセレコキシブ（200mg×2回）の効果を検証したランダム化比較試験
では,痛みに関してはセレコキシブで有意に効果が認められましたが,炎
症性病変は二剤で違いはないとの結果でした[8]。前述のガイドラインや報
告から慢性腰痛患者でNSAIDsからアセトアミノフェンに切り替える際は
500mg×2回だと十分な鎮痛効果が得られない可能性が推察されます。
またセレコキシブは他のNSAIDsに比べて腎機能を悪化させにくいかもし
れないという報告もありますが,前述のとおりCOX-2は恒常的に腎臓に
発現しているため,COX-2選択的阻害薬であってもCOX-2非選択的阻害
薬と同様に虚血性腎障害を発症しうるため,注意が必要です[9]。

　では,代替案としてどのような薬剤が適しているでしょうか?　選択肢
の一つとして,トラマドールやブプレノルフィンといったオピオイド鎮痛
薬が候補に挙げられ,文献1),3)のガイドラインにおいても,両薬は推
奨度1A〜2Cとなっています（**表2**）[1,3]。

　前述しましたように,トラマドールには慢性腰痛に対してセレコキシブ

表2　トラマドール, ブプレノルフィンの各ガイドラインにおける推奨度

	慢性疼痛治療ガイドライン	神経障害性疼痛薬物療法ガイドライン 改訂第2版
トラマドール	1B（運動器疼痛）	1A
ブプレノルフィン貼付剤	1B（運動器疼痛で使用することを強く推奨する）	2C

と同等の鎮痛効果が認められていますし[6]，またブプレノルフィンの運動器疾患に対する鎮痛効果は高く，QOLの改善が期待されます。

　腎機能低下患者に対する神経疼痛のマネジメントについては，各薬剤の特徴を理解したうえで必要に応じて代替薬を提案することが必要と考えます。

4 抗リウマチ薬関連

　MTXは関節リウマチ治療のアンカードラッグであり，高い有効率の疾患修飾性抗リウマチ薬（disease modifying anti-rheumatic drugs：DMARD）です。尿細管から排泄されるため，腎機能低下時は骨髄抑制等の有害事象に注意が必要です。『関節リウマチ治療におけるメトトレキサート（MTX）診療ガイドライン2016年改訂版』では，透析患者やGFR＜30mL/min/1.73m^{2}では禁忌，GFR＜60mL/min/1.73m^{2}では葉酸を併用しながら低用量から開始とされています[10]。さらに，腎機能低下患者に合併する低アルブミン血症や浮腫のようなサードスペースの増加は体内曝露の増加につながりますので，胸水や腹水のある患者は禁忌に指定されています。

　また，ブシラミンや金製剤，ペニシラミンは糸球体障害に伴う膜性腎症等の有害事象に注意が必要であり，これらの薬剤は腎不全時には腎機能が悪化するため禁忌となります。

●MTXの有害事象マネジメント

　前述のとおり，MTXはGFR＜60mL/min/1.73m^{2}では慎重投与となっており，使用する場合は少量（4～6mg/週）から開始することと，葉酸の併用が推奨されています。葉酸の投与（MTX服用の48時間後）はMTXの有害事象である消化器症状や口内炎，肝機能障害を軽減するとされています。また，腎機能の変動はもちろんのこと，安全性のモニタリングはMTXの有害事象を早期に発見するためにも有用です（**表3**）。関節リウマチは慢性疾患であり，MTX導入時は腎機能が悪くなくても，長期的に服用されている間に腎機能が変動することがありえますので，変化する腎機能に見合った投与量であるか，口内炎や脱水症状等の問診で確認できる有害事象は出ていないかといったことを注意深く確認する必要があるととも

表3　MTX投与中の安全性モニタリング

身体所見	発熱，脱水症状，口内の荒れ，咳嗽，息切れ，リンパ節腫脹など	●2〜4週ごと （開始時または増量後6カ月間） ●4〜12週ごと（その後）
血液検査	末梢血検査（白血球分画，MCVを含む），赤沈，CRP 生化学検査（AST，ALT，ALP，アルブミン，血糖，Cr，BUN）	
尿検査	蛋白，糖，ウロビリノーゲン，尿沈渣	
肺疾患関連検査		
すべての患者	胸部X線（正面，側面）	無症状なら年1回
胸部疾患合併例	胸部X線（正面，側面）	年1〜2回
	胸部HRCTおよび間質性肺炎血清マーカー（KL-6，SP-Dなど），β-D-グルカン，IGRA，抗MAC-GPL IgA抗体	適宜

IGRA：インターフェロンγ遊離試験，MAC：*Mycobacterium avium* complex，GPL：glycopeptidolipid
（日本リウマチ学会MTX診療ガイドライン策定小委員会・編, 関節リウマチ治療におけるメトトレキサート（MTX）診療ガイドライン2016年改訂版, 羊土社, 2016より引用）

に，可能であれば，骨髄抑制等の有害事象が出ていないか検査値を確認するようにしましょう。

　骨髄抑制が生じた際には，ロイコボリン®レスキュー療法（ロイコボリン®救済療法）と十分な輸液が必要となります。ロイコボリン®レスキュー療法とは，汎血球減少症等の有害事象が生じた際にMTXの使用を中止して，ロイコボリン®の投与を行うことです。ロイコボリン®錠10mgを6時間ごとに経口投与，もしくはロイコボリン®注6〜12mgを6時間ごとに筋注または静注投与が推奨されます。また，MTXの排泄を促す目的で輸液と尿のアルカリ化を行います。

　MTXが効果不十分な際は生物学的製剤もしくはヤヌスキナーゼ（janus kinase：JAK）阻害薬が用いられることがあります。JAK阻害薬の出現により関節リウマチの治療選択肢は大きく広がっている一方で，トファシチニブやバリシチニブは腎機能低下時に血中濃度の上昇があるため，減量が必要です。また，トファシチニブはCYP3A4の基質であるため，併用薬にも注意しなければなりません。

服薬後フォローアップのポイント

- ○ 市販薬の NSAIDs を服用していないか，重複服用はないか，RAS 阻害薬や利尿薬等 Triple whammy の組み合わせでないか気をつけよう。また Triple whammy の組み合わせの際は AKI 症状が出ていないか注意深く確認しよう。

- ○ 高齢者でプレガバリンが処方されていた際はふらつき等の有害事象や傾眠症状が出ていないかを確認しよう。

- ○ 関節リウマチに対して MTX 投与中の患者では，毎回腎機能と投与量を確認しよう（長期間服用している場合には特に最新の検査値の確認を）。

- ○ MTX 服用中の口内炎には注意しよう。ひどい口内炎が確認された際には，一度処方元に確認しよう。

引用文献

1) 「慢性の痛み診療・教育の基盤となるシステム構築に関する研究」研究班・監，慢性疼痛治療ガイドライン作成ワーキンググループ・編. 慢性疼痛治療ガイドライン. 真興交易医書出版部, 2018.

2) Up to date Courtesy of Randy Luciano, MD, PhD, and Mark A Perazella, MD, FACP.Graphic 89933 Version 1.0.

3) 日本ペインクリニック学会神経障害性疼痛薬物療法ガイドライン改訂版作成ワーキンググループ・編. 神経障害性疼痛薬物療法ガイドライン 改訂第2版. 真興交易医書出版部, 2016.

4) ファイザー. リリカカプセル適正使用に関するお願い. 2017.

5) 成末まさみ，杉本悠花，柴田龍二郎，他. プレガバリンは腎機能を考慮した推奨用量でも腎機能低下患者の有害事象発生率が高い. 日透析医学会誌. 2015;48(3):155-161. doi:https://doi.org/10.4009/jsdt.48.155.

6) Chaparro LE, Furlan AD, Deshpande A, et al. Opioids compared with placebo or other treatments for chronic low back pain: an update of the Cochrane Review. *Spine (Phila Pa 1976)*. 2014;39(7):556-563. doi:10.1097/BRS.0000000000000249.

7) 日本腎臓学会・編. エビデンスに基づく CKD 診療ガイドライン 2018. 東京医学社, 2018.

8) Bedaiwi MK, Sari I, Wallis D, et al. Clinical Efficacy of Celecoxib Compared to Acetaminophen in Chronic Nonspecific Low Back Pain: Results of a Randomized Controlled Trial. *Arthritis Care Res (Hoboken)*. 2016;68(6):845-852. doi:10.1002/acr.22753.

9) Whelton A, Schulman G, Wallemark C, et al. Effects of celecoxib and naproxen on renal function in the elderly. *Arch Intern Med*, 2000;160(10):1465-1470. doi:10.1001/archinte.160.10.1465.

10) 日本リウマチ学会 MTX 診療ガイドライン策定小委員会・編. 関節リウマチ治療におけるメトトレキサート（MTX）診療ガイドライン 2016年改訂版. 羊土社, 2016.

（林 八恵子）

症例で学び，実践を仮想体験する，ワークショップ

　本書では，症例を基に学ぶことができるよう心がけていますが，やはり書籍等で学んだだけでは，なかなか実践は難しいと感じる方もいらっしゃると思います。特に薬局薬剤師の場合，外来患者が対象なので，自身の介入結果のモニタリングが困難であるため，介入に不安を感じることが多いかもしれません。また，経過をフォローできないことも多いため，症例から学んで経験値を積むことも難しいと思います。

　そのような方におすすめなのが，ワークショップ形式で，腎機能評価や投与設計，薬剤の選択等の腎機能に基づいた処方チェックや処方提案を学ぶ研修会です。近年，このような参加型研修会は各地で開催されています。

　例えば，これまでに熊本腎と薬剤研究会では，腎臓病薬物療法に精通した薬剤師による講義から知識を得るとともに，実際の症例を基に作成した模擬症例について参加者同士で症例検討を行うことで，実臨床において注意が必要な点や，臨床判断をするうえで着目すべき点，代替案の選択等，より実践的な能力を養うことを目的とするワークショップを2014年より行ってきました。また，鹿児島県薬剤師会では，「平成30年度患者のための薬局ビジョン推進事業」（厚生労働省）の一環として，腎機能に関するワークショップ形式の参加型研修会を実施し，さらに研修会で得られた知識や能力を活用した薬局薬剤師による腎機能を考慮した医薬品適正使用推進に関する調査も併せて行われています。さらに，最近では，若手腎臓病薬物療法研究会（Column2参照）の新しい試みとして，オンラインでこのようなワークショップを企画・実施していますので，地域でこのような研修会がなかったとしても，参加するチャンスがあります。

（近藤悠希）

Part 3

実践！
症例に介入してみよう

降圧薬・利尿薬

▶▶ 降圧薬・利尿薬と NSAIDs の併用により
腎機能悪化が疑われる高齢女性

患者背景

83歳女性，身長：145cm，体重：42kg

既往歴▶ 高血圧症，心不全，慢性腎臓病（CKDステージG3）

家族歴▶ 特記事項なし

嗜好品▶ 喫煙なし

職　業▶ 無職，趣味で畑を耕している

一般用医薬品・健康食品の服用▶ 特記事項なし

現病歴▶ 日常生活は問題なく一人で行えている方。高血圧症と心不全があり，近くの内科で投薬を受けている。4月頃から足が痛くなり，整形外科にも通院を開始。5月から整形外科で鎮痛薬が処方されている。

処方箋内容（20XX年7月10日）

Rp.1　ロキソプロフェンナトリウム水和物錠60mg　1回1錠
　　　疼痛時　　10回分

Rp.2　メロキシカム錠10mg　　　　　　　　　　　1日1錠
　　　分1　朝食後（前回処方の継続）　30日分

お薬手帳情報

（内科処方；3年前から同じ内容）

Rp.1　ヒドロクロロチアジド錠12.5mg　　　　　　1日1錠
　　　分1　朝食後　30日分

Rp.2　テルミサルタン錠80mg　　　　　　　　　　1日1錠
　　　分1　朝食後　30日分

（整形外科処方；20XX年5月13日）

Rp.1　メロキシカム錠10mg　1日1錠
　　　分1　朝食後　30日分

臨床検査所見（内科で検査）

Na ▶ 137mEq/L　　K ▶ 5.6mEq/L

検査日	20XX年3月24日	20XX年4月25日	20XX年6月26日
SCr （mg/dL）	0.97	0.99	1.45
個別eGFR （mL/min）	31.28	30.59	20.15

薬局窓口での会話

薬剤師 ▶ こんにちは。お体の調子はいかがですか？

患　者 ▶ 最近，血圧が低いことが多くて，4月頃の血圧は120台だったけど，
　　　　最近は90をきることもときどきあるの（血圧手帳を見せてくれる）。
　　　　今日はなんだかしんどいし，足のむくみもひどくなっている気がしま
　　　　す……。

薬剤師 ▶ お薬は飲まれていますか？

患　者 ▶ 薬だけは頑張って飲んでいます。畑に行きたいので，痛み止めを1日3
　　　　回飲んで畑に行っています。

?? このまま調剤すると何が問題か？

#1.　メロキシカムの服用を開始して以降，夏になるにつれて腎機能・血圧
　　　の変動が認められる。

#2.　処方内容は典型的なTriple whammyであり，患者主訴から薬剤性腎
　　　障害（drug induced kidney injury：DKI）の可能性が考えられる。

この症例の考え方

　本症例で注目すべき点は，血清クレアチニン値，個別eGFR値，血圧値の変動です。**図1**に薬歴と各検査値の変動を示します。それぞれ3月・4月は値に特に変化がありませんでしたが，血清クレアチニン値は6月の採血で上昇，血圧は6月頃から夏場になるにつれて低下傾向で，腎機能は悪化傾向にあるのがわかります。また，メロキシカム開始後から腎機能が低下している傾向がみられることもわかります。

　変化した値と時期に着目しながら，具体的にどんなときに注意が必要なのかについて解説していきます。

1 季節的な腎機能の変動に注意

　夏場は春と比較して，腎機能が低下しやすいことが報告されています[1]。その要因の一つに，脱水が挙げられます。また，本症例では夏場になるにつれて血圧が低下していたことからも，低血圧と脱水が合わさって腎機能

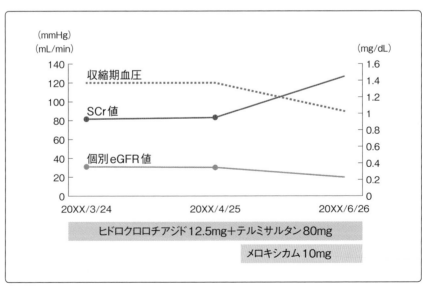

図1　症例の薬歴と検査値の変動

低下に影響を及ぼしていると考えられます。今回は触れてはいませんが，体重の減少にも注意が必要です。

2 NSAIDsに注意

NSAIDsは最もポピュラーなDKIの原因薬剤といえます。症例のように，高齢で，個別eGFR 30mL/min程度で経過している腎機能低下患者は，レニン・アンジオテンシン・アルドステロン（renin-angiotensin-aldosterone：RAA）系や交感神経系は亢進し，糸球体過剰濾過の状態となっています。一方で腎臓には代償機構があるので，腎臓における血管拡張因子であるプロスタグランジン（PG）産生により，代償的な血管拡張が起こり腎機能の悪化を防いでいます。そのような状況下でNSAIDsを投与すると，代償機構が失われてしまいます（図2）。さらに，夏場の脱水により腎虚血が助長され，腎血流低下をもたらし，結果として急性腎障害（acute kidney injury：AKI）となってしまいます。

症例はNSAIDs開始時期より腎機能の低下速度が加速しはじめており

Case 1 降圧薬・利尿薬

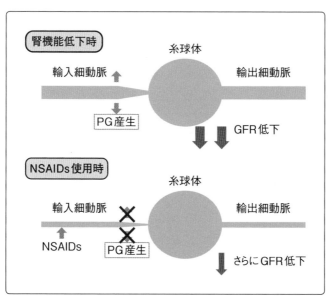

図2 NSAIDs投与によるPG代償機構の低下

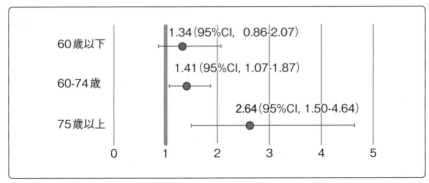

図3　RAS阻害薬または利尿薬服用でNSAIDs服用歴による年代別のAKIのレイト比
（Dreischulte T, et al, *Kidney Int*, 2015;88（2）:396-403を基に作成）

（図1の個別eGFRの傾きが急になっている），NSAIDsの開始と腎機能低下に関連が考えられます。また，Part2-1で解説したように，"Triple whammy"である利尿薬，ARBまたはACE阻害薬とNSAIDsの併用は，AKIのリスク因子となりえます[2]。さらに，高齢者でARBまたはACE阻害薬もしくは利尿薬を服用されている患者が，NSAIDsを服用した際のAKIのリスクは2.64倍とも報告されており[3]，症例のような高齢者は特に注意が必要です（図3）。

 ## どう対応するか？

　以上の点から，この患者は整形外科でNSAIDsが開始された時期と夏場の脱水に加え，もともと服用していたARB，利尿薬の併用により腎障害を起こしているのではないかと予想できます。特に本症例ではDKIを起こしている可能性が高く，DKIの際は被疑薬の中止あるいは減量が推奨されます。

　腎前性のAKIは一般に可逆性で，被疑薬の中止後速やかに回復することが多いといわれています。一方でDKIのうち36.5%が非回復であり，既存の腎障害と高齢者である点は危険因子と報告されています[4]。よっ

て，本症例では整形外科処方のNSAIDsの中止もしくはNSAIDs以外の薬剤への変更の提案が望まれます。

　夏場のAKIは多く，処方箋のみの情報で見つけるのは難しいですが，ACE阻害薬やARBと利尿薬を併用されている患者でNSAIDsが開始された際は，血圧ノートを見せてもらい可能な限り検査値を確認する等して予防に努めていくことが必要です。

 ## 症例のその後

　整形外科にNSAIDsの中止を提案したところ，アセトアミノフェンに変更されたものの，痛みが強くトラマドールが開始されました。

　患者には脱水の回避のために水分補給をこまめに行うことと，血圧低下のため内科への早期受診を勧めました。その後，内科の受診で利尿薬が中止となり，テルミサルタンは40mgに減量となりました。また，カリウムが高値でもあったため，カリウム吸着薬が開始され，経過観察となっています。

引用文献

1) Masugata H, Senda S, Inukai M, et al. Seasonal variation in estimated glomerular filtration rate based on serum creatinine levels in hypertensive patients. *Tohoku J Exp Med.* 2011;224(2):137-142. doi:10.1620/tjem.224.137.
2) Loboz KK, Shenfield GM. Drug combinations and impaired renal function – the'triple whammy'. *Br J Clin Pharmacol.* 2005;59(2):239-243. doi:10.1111/j.0306-5251.2004.2188.x.
3) Dreischultr T, Morales DR, Bell S, et al. Combined use of nonsteroidal anti-inflammatory drugs with diuretics and/or renin-angiotensin system inhibitors in the community increases the risk of acute kidney injury. *Kidney Int.* 2015;88(2):396-403. doi:10.1038/ki.2015.101. Epub 2015 Apr 15.
4) 薬剤性腎障害の診療ガイドライン作成委員会. 薬剤性腎障害診療ガイドライン2016. *日腎会誌.* 2016;58(4):477-555.

（林　八恵子）

抗凝固薬

▶▶ **ダビガトランエテキシラートの過量投与が
疑われる高齢女性**

患者背景

82歳女性，身長：150cm，体重：40kg

既往歴 ▶ 高血圧症，心不全

家族歴 ▶ 特記事項なし

嗜好品 ▶ 飲酒，喫煙なし

職　業 ▶ 無職

一般用医薬品・健康食品の服用 ▶ 特記事項なし

今回の経過 ▶ 脈の乱れを自覚して受診したところ，不整脈の疑いから検査を行い，心房細動と診断され，今回より新たな薬が追加処方された。この患者はもともと足腰が弱く，普段の生活では杖を使ってやっとゆっくり歩行できる程度。日頃の運動は調子の良い日に，自宅の庭に出て歩く程度で，デイケアに行っているものの，運動や体操等は行わず座って過ごすことが多いとのこと。今回，血液検査の結果を持参して来局していたので，腎機能を確認することができた。

処方箋内容

※今回はダビガトランエテキシラートとビソプロロールが追加となっており，その他の薬剤は
定期内服。

Rp.1　ダビガトランエテキシラートメタンスルホン酸塩カプセル75mg

　　　　1日4カプセル

　　　　分2　朝夕食後　14日分

Rp.2　アムロジピンベジル酸塩OD錠5mg　　1日1錠

　　　　ビソプロロールフマル酸塩錠2.5mg　　1日0.5錠

　　　　インダパミド錠1mg　　　　　　　　1日0.5錠

オルメサルタン　メドキソミルOD錠 10mg　1日1錠

分1　朝食後　14日分

臨床検査所見 （患者が持参した検査表より）

WBC	▶43×10³/μL	Hb	▶11.7g/dL	Ht	▶39.0%
PLT	▶27.6×10⁴/μL	TP	▶7.2g/dL	ALB	▶6.0g/dL
AST	▶22U/l	ALT	▶24U/l	LDH	▶179U/l
SCr	▶0.61mg/dL	eGFR	▶70mL/min/1.73m²	BUN	▶16mg/dL
UA	▶5.7mg/dL	CRP	▶0.1mg/dL	Na	▶140mEq/L
K	▶4.2mEq/L				

薬局窓口での会話

薬剤師 ▶ 今日は新しいお薬が追加になっていますね。先生から何か聞いていますか？

患　者 ▶ 血の塊が詰まらないように，新しいお薬が追加になると聞いていますよ。お薬始めるから腎臓の検査をすると言われて検査したのだけど，先生から「腎臓の値は年の割には良いから，特に問題ないですね」と言われています。

?? このまま調剤すると何が問題か？

#1. 隠れ腎機能低下患者へのダビガトランエテキシラート常用量投与により，重篤な出血の有害事象が起こる可能性がある。

この症例の考え方

　ダビガトランエテキシラートは腎排泄性の高い抗凝固薬であり，添付文書[1]における用法及び用量に関連する注意の項には，中等度の腎障害（CCr30～50mL/min）のある患者では1回110mg1日2回投与を考慮するように記載されています。また，CCrが30mL/min未満の患者においては禁忌の薬剤です。本症例では，医師もダビガトランエテキシラートが腎機能に注意が必要な薬剤であることは把握していたようですが，このような高齢者（特に小柄な女性）の症例では腎機能の確認方法に一層の注意が必要です。

小柄な高齢者では標準化eGFRや血清クレアチニン値だけで，腎機能を判断することは問題あり！

　本症例で医師は，患者の腎機能は「年の割には良い」と判断していますが，これは「CKDのステージ分類を判断する指標」となる，個々の患者の体格に依存しない腎機能指標，標準化eGFRが70mL/min/1.73m²であることから判断したと思われます。一方，Part1-2で解説したように，ダビガトランエテキシラートのような固定用量で投与量が定められている薬剤の場合，腎機能評価は個々の患者の体格が反映された個別eGFRやCCrで行う必要があります。ダビガトランエテキシラートは発売後に死亡例を含む重篤な出血例が多発し，ブルーレターを含む注意喚起が何度も行われています。そのうち，「プラザキサ®カプセル市販直後調査・最終報告」[2]によると，重篤な出血例139例中22例は，投与禁忌に該当するCCr30mL/min未満であったことが報告されています（**表1**）。しかし，この22例のうち約7割にあたる15例が，本症例と同様に，標準化eGFRに関しては30mL/min/1.73m²以上であったため，腎機能障害が見逃された可能性があります。また，この15例のうち12例は女性であり，年齢の中央値は88歳（77～95歳），体重の平均は41.9kg（32.7～55kg）であったことから，小柄な女性の高齢者では，標準化eGFRから判断する腎機能低下と個別eGFRやCCrから判断する腎機能低下に大きな隔たりが生じうることがう

表1　重篤な出血例における腎障害の程度

腎障害の程度	例数（%）	
	重篤症例	死亡例
有	76（55%）	13（87%）
高度（禁忌）：CCr30mL/min未満	22（16%）	6
中等度：CCr30mL/min以上50mL/min以下	27（19%）	2
軽度：CCr50mL/min超80mL/min以下	20（14%）	3
程度不明：合併症等として腎障害が報告されているが，CCrが算出できない症例	7（5%）	2

販売開始後半年間で，因果関係を否定できない**重篤な出血例**が**139例**。
このうち，消化管出血，脳出血等の出血による**死亡例**が**15例**。
投与禁忌症例22例を解析すると……
15例はeGFR（mL/min/1.73m²）が30以上である。
さらにそのうち4例は血清クレアチニン値が正常範囲であった。

（日本ベーリンガーインゲルハイム．プラザキサカプセル市販直後調査・最終報告，2011を基に作成）

かがえます。

　また，本症例の血清クレアチニン値は，一般的な女性の基準値である約0.5〜0.8mg/dLの範囲に収まっているため，一見すると正常な腎機能であると判断しがちです。Part1-2でも述べたとおり，筋肉量が少ない患者では，腎機能が悪い場合でも血清中のクレアチニンが正常範囲となる可能性があります。特に本症例のような「普段から歩行は杖を使用」「移動もさほど長い距離を歩けない」「デイケアでも運動や体操はあまりせず，自宅でも座っている時間が長い」といった患者では，筋肉量が少ないためにクレアチニン値が基準値内に収まっているが，実は腎機能が低下している【隠れ腎機能低下】の可能性が十分に考えられます。そのため，ハイリスク薬を使用する場合は，患者背景を十分に確認することが必要です。実際に前述の「プラザキサ®カプセル市販直後調査・最終報告」においても，重篤な出血が生じた投与禁忌に該当するCCr30mL/min未満の患者22例のうち，4例では血清クレアチニン値は正常範囲でした。

🧑‍⚕️ どう対応するか？

　本症例において，CG式を用いてCCrを算出すると44.9mL/min（注；

大きな差はないため，酵素法の値をそのまま代入）であり，中等度の腎機能障害患者に該当していたため，疑義照会にて，患者の生活状況や腎機能評価について医師に説明し，ダビガトランエテキシラート220mg/日（110mgカプセルを2カプセル 分2）を提案した結果，提案どおりに処方変更となりました。また，添付文書上は中等度腎機能障害に該当していましたが，筋肉量が少ないことにより，腎機能を過大評価している可能性も考慮し，患者には重篤な出血の初期症状について説明し，投薬後の電話によるフォローアップも実施しました。

　併せてさらなるリスク回避のために，筋肉量の影響を受けにくいシスタチンCの測定についてトレーシングレポートを用いて医師へ提案しました。このような疑義照会や処方提案を行う際に，患者の体格や普段の生活状況等を勘案することは，薬局薬剤師ならではの情報提供であり，大変重要なことだと思われます。

 ## 症例のその後

　次回受診時にシスタチンCの測定（外部検査機関に委託）が行われ，後日医師から薬剤師にその結果が伝えられ，腎機能評価を依頼されました。測定結果は，1.11mg/Lであり，個別eGFR（シスタチンC）は，41.07mL/minであり，血清クレアチニン値による腎機能評価と大きな乖離は認められませんでした。また，過度の抗凝固作用がないかの指標となる可能性がある，活性化部分トロンボプラスチン時間（activated partial thromboplastin time：aPTT）の測定も行われましたが，明らかな出血のリスクは認められませんでした。その後，この患者は特に問題もなく，服薬を継続できています。

引用文献
1）日本ベーリンガーインゲルハイム. プラザキサカプセル添付文書（第1版）.
2）日本ベーリンガーインゲルハイム. プラザキサカプセル市販直後調査・最終報告, 2011.

（陳尾祐介）

抗不整脈薬

▶▶ シベンゾリンの過量投与が疑われる高齢女性

患者背景

89歳女性，身長：140cm，体重：39kg

既往歴 ▶ 関節痛，高血圧症，心不全，頻脈性不整脈

家族歴 ▶ 特記事項なし

嗜好品 ▶ 特記事項なし

職　業 ▶ 無職

一般用医薬品・健康食品の服用 ▶ 特記事項なし

現病歴 ▶ 要支援2。不整脈と高血圧，心不全があり，近くの内科で投薬を受けている（胸痛があり，長年不整脈の薬が処方されている）。また，歩行時のふらつきと膝の痛みがあり，整形外科にも定期的に受診している。今回，いつもの内科の定期受診後，処方薬を受け取りに家族と来局した。

処方箋内容 （20XX年8月10日）

Rp.1　シベンゾリンコハク酸塩錠50mg　　1日4錠
　　　　分2　朝夕食後　14日分

Rp.2　ニトラゼパム錠5mg　　　　　　　　1日1錠
　　　　分1　就寝前　14日分

Rp.3　アスピリン錠100mg　　　　　　　　1日1錠
　　　　分1　朝食後　14日分

Rp.4　ランソプラゾール錠15mg　　　　　1日1錠
　　　　分1　朝食後　14日分

Rp.5　コハク酸ソリフェナシン錠5mg　　1日1錠
　　　　分1　朝食後　14日分

Rp.6　ビソプロロールフマル酸塩錠0.625mg　　　　　1日1錠
　　　分1　朝食後　14日分

お薬手帳情報

（整形外科処方）

Rp.1　ロキソプロフェンナトリウム水和物錠60mg　　1日3錠
　　　分3　毎食後　28日分

臨床検査所見 （20XX年7月10日）

SCr ▶ 2.1mg/dL　　K　▶ 4.4mEq/L　　　　AST ▶ 46IU/L

ALT ▶ 27IU/L　　　PLT ▶ 355×10³/μL　　Hb　▶ 8.5g/dL

血糖 ▶ 68mg/dL

薬局窓口での会話

家　族 ▶ 最近よくぼーっとしていることが多いんです。気づいたら寝ているし，
　　　　　眠剤を飲みすぎているからじゃないですか？

薬剤師 ▶ ぼーっとしていたり，寝ていたりするのは朝が多いとか，昼が多いと
　　　　　か時間帯はありますか？

患　者 ▶ 時間はわからないわ。最近よくふらついたり，体がふーっとすること
　　　　　が多いのよ。でも，ごはんを食べたらしゃきっとするし，気持ち悪い
　　　　　のも治るから大丈夫。血圧はそんなに低くないし。

?? このまま調剤すると何が問題か？

＃1．患者の低血糖症状とシベンゾリン服用の関連性が疑われる。

＃2．シベンゾリンと併用注意の薬剤を服用している。

＃3．患者の年齢・腎機能を考慮すると，NSAIDsの服用に注意が必要である。

この症例の考え方

　この患者の個別eGFRは12.44mL/minであり，かなり腎機能が低下していることがわかります。また，シベンゾリンを服用しており，シベンゾリン中毒も危惧されます。シベンゾリンの抗コリン作用による有害事象が出ていないか，低血糖症状が出ていないか等の確認が必要です。

1 シベンゾリンの低血糖症状

　シベンゾリンの低血糖誘発機序は，膵β細胞K_{ATP}チャネルの細胞内の部位に結合し，チャネル活性抑制作用により，インスリン分泌を促進する作用によるものと考えられています[1]。**図1**はシベンゾリンの血中濃度と血糖値の相関を表しています。シベンゾリンの血中濃度が上昇するほど空腹時血糖値（fasting blood sugar：FBS）が低くなり，血中濃度と血糖値に負の相関がみられることがわかります[2]。

　検査結果では患者の血糖値は68mg/dLであり，低血糖と推察されます。

Case 3 抗不整脈薬

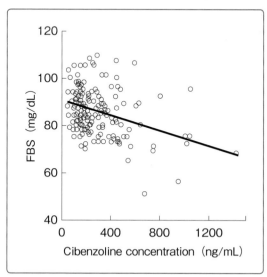

図1　シベンゾリン血中濃度と空腹時血糖値（FBS）の相関
（Tsuchishita Y, et al, *Jpn J TDM*, 2003;20（4）:331-337 より引用）

シベンゾリンの低血糖に関しては非糖尿病患者でも起こりうる有害事象であり，シベンゾリンの血中濃度のトラフ値が400ng/mL以下であれば血糖値が70mg/dL以下となる可能性は低いと報告されています[2]。したがって，患者のシベンゾリンの血中濃度は400ng/mL以上である可能性が推察され，シベンゾリン中毒の危険性も高いと思われます。**表1**にシベンゾリン初期投与ノモグラムを示します[3]。

シベンゾリン初期投与ノモグラムはCockcroft-Gault式で算出した腎機能をもとに投与設計が行われています。Cockcroft-Gault式で患者のCCrを算出すると，11.18mL/minとなりますので，体重とCCrから推奨される初期投与量は50mg/日であり，処方量の200mg/日は過量となります。このノモグラムはあくまでも初期投与量のノモグラムであるため，本症例のような維持量に直接はあてはまらないかもしれませんが，定期的な低血糖症状のチェックと，必要に応じてTDMを医師に提案する必要があると思います。

2 併用しているβ遮断薬に注意

患者には心不全があり，ビソプロロールを服用していますが，β遮断薬は低血糖の前駆症状である頻脈等の交感神経反応をマスクしてしまうこと

表1 腎機能を指標としたシベンゾリン新投与ノモグラム

腎機能		Body weight（kg）		
		～50	50～70	70～
Ccr (mL/min)	0～10	投与量25mg/day		
	10～20	50	50	
	20～30			100
	30～40	100	100	
	40～50			150
	50～60	150	150	200
	60～70			
	70～80		200	
	80～	200		300

（上野和行, *循環制御*, 2014;35(3):255-260より引用）

があります。また，肝臓や筋肉でのグリコーゲン分解を抑えるため，低血糖からの回復を遅らせる可能性があります。よって，シベンゾリンとビソプロロールが併用されている際は，より慎重なモニタリングが必要と思われます。

併用薬のNSAIDsにも注意

　さらに患者は整形外科からNSAIDsの処方を受けています。長年継続されてきたと推測されるシベンゾリンですが，この処方は20XX年8月の処方箋であり，夏場の脱水による腎機能低下，NSAIDs服用による腎血流量の低下により，さらなる腎機能低下がシベンゾリンの排泄遅延に影響を及ぼす可能性も推察されます。継続薬であっても，併用薬により有害事象を助長する可能性もあるため注意が必要です。

Case **3** 抗不整脈薬

どう対応するか？

　家族の話や検査値から，患者はシベンゾリンによる低血糖を起こしている可能性が推察されますので，まずは内科主治医にシベンゾリンのTDMの依頼と，シベンゾリンの投与量について確認が必要です。併せて整形外科のNSAIDsも他剤に変更可能か整形外科医に確認するのがよいでしょう。また，患者はコハク酸ソリフェナシン錠を服用していますが，シベンゾリンの抗コリン作用による排尿障害でないかの確認も必要と思われます。

　シベンゾリンのTDMについては，メーカーによるシベンゾリン初期投与量推定サービスや，TDM推定サービスもありますので，必要に応じて利用するとよいでしょう（https://cardio-1.toaeiyo.co.jp/CibTDM/）。

症例のその後

　シベンゾリンの血中濃度（トラフ値）の測定を提案し，測定したところ1,623ng/mLであり，シベンゾリン中毒と診断され，シベンゾリンは中止

となりました。シベンゾリン中止後，ふらつき等の低血糖症状は改善され
ています。さらにロキソプロフェンNa錠も腎機能低下の一因となるため
中止を提案し，トラマドールとアセトアミノフェンの合剤に変更になりま
した。

引用文献

1) 長嶋一昭, 稲垣暢也. 臨床薬剤の糖代謝への影響 抗不整脈薬. *Diabetes Frontier.* 2007;18(4):
   371-375.
2) Tsuchishita Y, Itoh K, Mizokawa N, et al. Relationship between Serum Cibenzoline
   Concentrations and Hypoglycemia. *Jpn J TDM.* 2003;20(4):331-337.
3) 上野和行. 抗不整脈のTDMについて. *循環制御.* 2014;35(3):255-260. doi:https://doi.org/
   10.11312/ccm.35.255.

（林　八恵子）

血糖降下薬

> ▶▶ SGLT2阻害薬が新規処方された
>   肥満の2型糖尿病合併CKD患者

患者背景

60歳男性，身長：173cm，体重：86kg

既往歴 ▶ 2型糖尿病，慢性腎臓病（CKD），うっ血性心不全，高血圧症

家族歴 ▶ 母親に2型糖尿病歴あり（現在内服治療中）

嗜好品 ▶ 清涼飲料水（コーラ等。多い日は1日1,500 mL程度），飲酒（ビール1日1,000mL程度を週2〜3回，缶チューハイも同程度摂取）

職　業 ▶ トラック運転手

一般用医薬品・健康食品の服用 ▶ 特記事項なし

現病歴 ▶ 5年前に2型糖尿病と診断され，内服血糖降下薬にて治療していたが，不規則な勤務形態も影響して食事管理・運動療法がなかなか継続できず，仕事の合間に水分補給目的で清涼飲料水をたくさん摂取していた。7月の定期受診の際に，自覚症状として倦怠感，食思不振，口渇を認め，直近1カ月で3kgの体重増加を認めた。処方箋を持って来局された際に「新しい薬が始まるらしい」との情報を聴取した。

処方箋内容

Rp.1	メトホルミン塩酸塩錠250mg	1日2錠
	分2　朝夕食後　30日分	
Rp.2	アログリプチン安息香酸塩錠25mg	1日1錠
	グリメピリド錠1mg	1日1錠
	トリクロルメチアジド錠2mg	1日1錠
	ロサルタンカリウム錠50mg	1日1錠
	分1　朝食後　　30日分	

（新規処方）

Rp.3 カナグリフロジン水和物錠100mg 1日1錠
分1 朝食後 30日分

臨床検査所見

WBC ▶6,200/μL 　　NEUT ▶3,600/μL 　　Hb ▶11.2g/dL

BUN ▶23.2mg/dL 　SCr ▶1.30mg/dL 　Na ▶140mEq/L

K ▶4.7mEq/L 　　Ca ▶8.8mg/dL 　　ALB ▶3.7g/dL

HbA1c ▶8.2%

薬局窓口での会話

薬剤師▶こんにちは。お体の調子はどうですか？

患　者▶ここ1カ月で体重が増えました……。主治医にもあまり良くないとは
言われています。

薬剤師▶お食事のほうはいかがですか？　今日は新しいお薬が出ているようで
すが。

患　者▶仕事が不規則で，どうしても車の中で食事や水分摂取を簡単に済ませ
てしまいます。仕事柄，なかなか行きたいときにトイレに行くことも
できなくて。医師からは，今までの薬とは効き方が違うというような
話は聞きました。

?? このまま調剤すると何が問題か？

#1. 患者の腎機能を考慮すると，アログリプチンを減量する必要性が考え
られる。

#2. 利尿薬，RAS阻害薬併用中のSGLT2阻害薬追加による脱水が懸念される。

#3. 血糖降下薬多剤併用による低血糖が懸念される。

この症例の考え方

　本症例は，肥満の２型糖尿病合併CKD患者に対するSGLT2阻害薬の上乗せ症例です。まず，肥満症例では実測体重をそのまま腎機能評価に用いることによる腎機能過大評価を避けることが大切です。より適切な腎機能評価を用いて，腎排泄型のDPP-4阻害薬であるアログリプチンの投与設計を行うことを考えます。次に，SGLT2阻害薬をCKD患者に適用するケースで，しかも他の血糖降下薬に追加する際には，SGLT2阻害薬のリスクとベネフィットを天秤にかけたうえで，他の併用血糖降下薬の用量変更も含めた総合的な薬学的管理が必要となります。加えて，有害反応のリスクを避けるために，飲水指導や有害事象の初期症状等を適切に患者へ指導することも重要なポイントとなります。

　SGLT2阻害薬は，特にCKD患者の心保護・腎保護に関するエビデンスも集積されており，今後処方頻度が増加すると考えられます。だからこそ，適正使用の面から，薬剤師として必要な対策が立てられるようにしておきましょう。

1 肥満の２型糖尿病患者における腎機能評価

　腎排泄型薬剤の投与設計の際は，患者の体格を考慮して腎機能を評価することが必須です。一方で，本症例はBMI 28.7kg/m^{2}と極端な肥満症例です。実測体重をそのまま腎機能推算式に代入して腎機能を評価すると，推算CCr（Cockcroft-Gault式）は73.5mL/min，個別eGFR（日本腎臓学会式）は52.0mL/minと算出されますが，本症例に関しては，この推算値は過大評価である可能性が考えられます。腎機能に基づいた糖尿病治療薬の投与設計における体表面積補正の必要性については，メトホルミン投与時の腎機能評価を例としていくつかの議論がありますが，肥満患者において腎機能を大きく見積もりすぎないという点には例外なく注意が必要です。本症例は60歳男性で身長173cmの標準的な身長であると考えると，標準体格である1.73m^{2}で補正された標準化eGFR 45mL/min/1.73m^{2}を患者のおおよその腎機能として薬学的管理に用いてよいのではないかと考

えます。

　血清クレアチニン値の信憑性については，60歳男性でトラック運転手ということで，筋肉量が多いことによる血清クレアチニン高値も脳裏によぎりますが，「運動療法が継続できない」「肥満」等の背景から，本症例では血清クレアチニン値をそのまま腎機能評価に用いてよいのではと思われます。

2 CKD患者にSGLT2阻害薬を適用するベネフィットとリスク

　SGLT2阻害薬は腎保護作用を示すことが複数の臨床研究から明らかにされています（Part2-4参照）。中でも，カナグリフロジン使用患者を対象としたCREDENCE試験[1]では，対象患者の腎機能としてeGFRの下限が30mL/min/1.73m^{2}と設定されており，それ以前に行われた試験よりもCKD患者を多く対象患者に含んでいるという特徴があります（Part2-4,図2参照）[2]。つまり，中等度までのCKD患者であればSGLT2阻害薬による腎保護作用が期待できる可能性があるため，血糖降下作用を超えた処方意図についても念頭に置きたいところです。

　また，SGLT2阻害薬は，他の血糖降下薬とは異なる有害事象のリスクを有しており，糖尿病性ケトアシドーシス，壊死性筋膜炎，尿路・性器感染症，脱水等に注意が必要です。

　糖尿病性ケトアシドーシスについては，『SGLT2阻害薬の適正使用に関するRecommendation』[3]において，特に1型糖尿病患者におけるリスクが注意喚起されていますが，2型糖尿病患者であっても全身倦怠感，悪心・嘔吐，腹痛等がある場合は注意が必要とされています。

　脱水についても同様に，夏の暑い時期に生活が不規則な仕事に従事していれば，そのリスクは高まると想像されます。加えて，RAS阻害薬やサイアザイド系利尿薬を併用しているケースでは，脱水による腎前性腎障害のリスク増加が懸念されます。

3 CKD患者への血糖降下薬多剤併用時のマネジメント ～SGLT2阻害薬を中心に～

　本症例は，HbA1cが高く，肥満で，生活習慣の是正も必要と思われる典型的な2型糖尿病であり，確かに血糖降下薬の多剤併用もやむなしかもしれません。しかしながら，ビグアナイド系薬，SU薬，SGLT2阻害薬，そしてDPP-4阻害薬と，異なる作用機序をもつ血糖降下薬を多剤併用することになるため，低血糖のリスクは高いと考えられます。特に注意が必要なのはSU薬です。まず，『SGLT2阻害薬の適正使用に関するRecommendation』[3]では，「グリメピリド2mg/日を超えて使用している患者は2mg/日以下に減じる」との記載があります。さらに，CKD患者ではグリメピリドの活性代謝物蓄積による低血糖リスク上昇の可能性もあります。

　SGLT2阻害薬を開始する際に，すでにSU薬を併用していること，患者がCKDを有していること，この二点を踏まえて血糖降下薬のトータルマネジメントが必要な状況といえるのではないでしょうか。

どう対応するか？

　ここまで解説してきた，SGLT2阻害薬が新規処方された血糖コントロール不良のCKD患者に対する薬学的注意点を**図1**に示しました。そのうえで，併用薬の管理も踏まえて，本症例への対応をまとめます。

　アログリプチンは，典型的な腎排泄型薬剤であり（Part2-4，表1参照），腎機能に基づいた投与設計が添付文書でも推奨されています。本症例の腎機能であれば12.5mg/日が推奨用量となるため，腎機能を評価したうえでの処方適正化の第一歩として，アログリプチンの減量を提案してみるのがよいでしょう。

　メトホルミンは，本症例では500mg/日で処方されているため，添付文書としては許容範囲の用量ですが，脱水，乳酸アシドーシスには注意が必要です。

　グリメピリドは，低用量ではあるものの，CKD患者に対してSU薬を使

Case 4 血糖降下薬

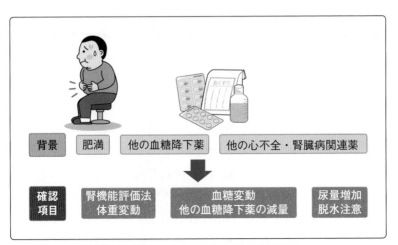

図1 SGLT2阻害薬が新規処方されやすい背景と確認項目

用するうえでは，やはり活性代謝物の蓄積による低血糖リスク（Part2-4 参照）に注意が必要です。本症例にSGLT2阻害薬が開始となる際には，グリメピリドを1mg/日よりもさらに減量するか，もしくは中止する必要性について，処方医と相談するのがよいでしょう。

尿路感染や性器感染についてははっきりとした予防策はありませんが，本症例はトラック運転手という職業柄もあり仕事中に尿意を我慢していることが来局時聴取内容からも想像できます。SGLT2阻害薬開始後は尿量が増加するため，仕事中にできるだけ尿意を我慢しないで済むように，こまめにトイレ休憩するよう指導しましょう。そのうえで，夏場の運転仕事でも水分摂取を怠ることのないように，仕事の所要時間に合わせて必要な水分を持参し定期的に飲水してもらうよう指導することも大切です。

症例のその後

処方医には，まず腎機能に応じたアログリプチンの減量について問い合わせ，12.5mg/日へ減量となりました。その際に，SGLT2阻害薬の処方意図として，血糖降下作用と腎保護作用の両方を期待して今回から追加処

方したことを確認することができました。また，グリメピリドは低用量でも併用しておきたい意向があったため0.5mg/日へ減量となりました。CKD患者におけるビグアナイド系薬，SU薬，SGLT2阻害薬使用時のリスクについては薬剤師のほうから指導しておくことを主治医へ情報提供し，同内容を患者指導項目として徹底しました。

1カ月後，再度Do処方が記載された処方箋を持って来局された際には，「体重が結構減った気がする」「尿量が増えた気がするけど体重が減ったのはそのせいもあるのか，こまめにトイレ休憩するようにはしている」「できるだけジュースじゃなくて水で水分補給するようにしている」等，SGLT2阻害薬開始に関連するような患者主訴も確認できました。引き続き指導した内容を徹底してもらいつつ，処方元で血液検査等があれば，腎機能や血糖に関連するデータを中心に教えてもらえるとより薬学的管理に役立てることができる旨を説明しました。

Case 4 血糖降下薬

引用文献

1) Jardine MJ, Mahaffey KW, Neal B, et al. The Canagliflozin and Renal Endpoints in Diabetes with Established Nephropathy Clinical Evaluation (CREDENCE) Study Rationale, Design, and Baseline Characteristics. *Am J Nephrol*. 2017;46(6):462-472. doi:10.1159/000484633.
2) Kluger AY, Tecson KM, Lee AY, et al. Class effects of SGLT2 inhibitors on cardiorenal outcomes. *Cardiovasc Diabetol*. 2019;18(1):99. doi:10.1186/s12933-019-0903-4.
3) SGLT2阻害薬の適正使用に関する委員会. SGLT2阻害薬の適正使用に関するRecommendation. 2019 (http://www.fa.kyorin.co.jp/jds/uploads/recommendation_SGLT2.pdf 2020年12月23日閲覧).

（吉田拓弥）

脂質異常症治療薬

▶▶ 脂質異常症に対してスタチンが追加処方された
腎移植患者

患者背景

30歳女性，身長：161cm，体重：56kg

既往歴 ▶ 脂質異常症，腎移植

家族歴 ▶ 特記事項なし

嗜好品 ▶ 飲酒，喫煙なし

職　業 ▶ 会社員

一般用医薬品・健康食品の服用 ▶ 特記事項なし

現病歴 ▶ 1年ほど前に腎移植をした患者。腎移植後は特に大きく体調を崩すこ
とはなく，仕事にも復帰することができた。移植後のフォローは専門病院で
なされており，現在も通院中。移植後の腎機能は安定しているが，徐々にLDL
コレステロール値の上昇がみられ，今回ピタバスタチンが新規で処方された。

処方箋内容

Rp.1　シクロスポリンカプセル50mg　　　　　　　1日4カプセル

　　　　エベロリムス錠0.5mg　　　　　　　　　　1日2錠

　　　　分2　朝夕食後　28日分

Rp.2　プレドニゾロン錠5mg　　　　　　　　　　1日1錠

　　　　分1　朝食後　　28日分

Rp.3　スルファメトキサゾール・トリメトプリム配合錠　1日2錠

　　　　分1　朝食後　　週2回服用（月曜日と木曜日）　8日分

（新規処方）

Rp.4　ピタバスタチンカルシウム錠1mg　　　　　　1日1錠

　　　　分1　夕食後　28日分

臨床検査所見（本日持参した血液検査結果）

AST ▶19IU/L　　ALT ▶17IU/L　　γ-GT ▶15IU/L

SCr ▶0.91mg/dL　　eGFR ▶45.4mL/min/1.73m^2

TG ▶52mg/dL　　HDL-C ▶65mg/dL　　LDL-C ▶153mg/dL

薬局窓口での会話

薬剤師▶こんにちは。今日はどうされましたか？

患　者▶今日も検査でコレステロールが高くて……。先生からは移植の薬の影響もあるから，と言われました。今回，コレステロールのお薬を追加すると聞いています。

?? このまま調剤すると何が問題か？

＃1. シクロスポリンとスタチン系薬剤の薬物間相互作用により，ピタバスタチンの血中濃度上昇に伴う中毒性有害事象（主に筋障害）が起こる可能性がある。特に横紋筋融解症を発症した場合，急性腎障害を併発する可能性も考えられる。

この症例の考え方

　腎移植患者は，臓器移植後の拒絶反応を抑えるために免疫抑制薬を服用しますが，このうち，特にエベロリムスやステロイド，シクロスポリンはその有害事象として脂質異常症が知られています。そのため，腎移植患者において，脂質異常症（高LDLコレステロール血症）は，決してまれな合併症ではありません。

　本症例は，シクロスポリン服用中に，ピタバスタチンの追加という処方ですが，Part2-5で解説したとおり，スタチンの使用に関しては併用薬との相互作用に注意する必要があります。なお通常，移植患者においては，併用薬は厳密に管理されており，医師もシクロスポリンの相互作用を熟知しているため，前述のような問題がある処方がなされることは非常にまれです（ただし，ヒューマンエラーは起こりえますので，油断はせず！）。一方，近年シクロスポリンは腎移植以外で処方されることもありますので，そのような症例では，スタチン系薬剤の併用がないか特に注意が必要です。

1 スタチン系薬剤とシクロスポリンの薬物間相互作用

　Part2-5でも少し触れたとおり，シクロスポリンは，CYP3A4の阻害作用だけでなく，スタチンの肝取り込みに関与するOATP1B1の阻害作用も有しています。そのため，スタチン系薬剤とシクロスポリンの相互作用を考える際には，代謝に寄与しているCYPの分子種のみならず，OATP1B1が阻害された場合にどの程度血中濃度が変動するか（OATP1B1の基質となるか）を考えることも必要です。

2 薬物間相互作用を考慮した代替薬の検討及び用量設定

　本項は，**表1**[1, 2) を基に解説していきます。まずCYP3A4を介した相互作用に関しては，代謝過程におけるCYP3Aの関与が小さいロスバスタチンやフルバスタチン等が候補となります。このうち，OATP1B1の基質とならない可能性がある薬剤はフルバスタチンのみです。事実，フルバスタ

表1 シクロスポリンとスタチンの相互作用

成分名 (主な商品名)	HMG-CoA還元酵素阻害薬（スタチン）					
	プラバスタチン（メバロチン®）	シンバスタチン(リポバス®)	フルバスタチン（ローコール®）	アトルバスタチン(リピトール®)	ピタバスタチン（リバロ®）	ロスバスタチン(クレストール®)
CR	CYP3A：0.35	CYP3A：1.00	CYP3A：0.24 CYP2C9：0.61	CYP3A：0.68	CYP3A：不明 CYP2C9：不明	CYP3A：0.02 CYP2C9：0.17
脂溶性	＋	＋＋＋＋	＋＋＋	＋＋＋	＋＋＋＋	＋＋
シクロスポリン併用による筋肉痛・横紋筋融解症の発症	Yes（数例）	Yes	No	Yes	Yes	Yes
OATP1B1の基質	Yes	Yes or No	No＊＊	Yes	Yes	Yes
シクロスポリン併用による血中濃度（AUC）上昇＊	5〜10倍 23倍 5〜12倍	6〜8倍 2.6〜8.0倍 3〜8倍	2〜4倍 データなし 3倍	6〜15倍 7.5倍 6〜9倍	5倍 4.5倍 5倍	5〜10倍 3.8倍 7倍
腎不全患者への減量の必要性	必要なし	必要なし	必要なし	必要なし	必要なし	減量すべき

＊ 参考文献：上段より順にClin Pharmacol Ther. 2006；80：565-81., 日薬理誌2005；125：178-84., 国立衛研報2005；123：37-40.

＊＊フルバスタチンがOATP1B1の基質になるか否かについては統一された見解がないが，他のスタチン薬に比しフルバスタチンの血中濃度上昇の影響が最も小さく，たとえOATP1B1の基質であったとしても，その基質親和性は低いと考えられている。

（平田純生，他，*日腎会誌*，2012；54（7）：999-1005, 大野能之，*月刊薬事*，2019；61（4）：625-631 を基に作成）

チンに関してはシクロスポリンを併用した際の血中濃度の変動がスタチン系薬剤の中では小さくなっています。また，脂質異常症が短期的（数週間単位）では大きな問題となるとは考えにくいことを踏まえると，相互作用による血中濃度上昇が起こることを前提に，まずは低用量から投与を開始し，LDLコレステロール値をみながら投与量を徐々に増加することで，中毒性有害反応のリスクを軽減しつつ有効な治療が可能だと思われます。

Case 5 脂質異常症治療薬

どう対応するか？

　今回の症例では，血中濃度が大きく上昇するため添付文書上シクロスポリンとの併用が禁忌である，ピタバスタチンの新規処方に対して，薬物間相互作用の観点から影響の少ないフルバスタチンへの変更を処方医へ提案しました。また，シクロスポリン併用時にはフルバスタチンの血中濃度が2〜3倍になることから，10mg/日からの開始を提案し，脂質異常症が改善されない場合には，増量する方法を提案したところ，提案どおり処方変更となりました。

 ## 症例のその後

　処方内容をフルバスタチン錠10mg 1日1錠に変更し，介入から2カ月経った時点での血液検査の結果では，LDLコレステロールが130mg/dLとなっており脂質異常は改善しました。スタチンの有害事象症状である筋肉の痛み等のモニタリングは継続的に実施していますが，現在のところ自覚症状もなく，CK等の数値も問題ないため，そのまま経過観察となっています。

引用文献

1) 平田純生，門脇大介，成田勇樹. 薬剤性腎障害と薬物の適正使用. *日腎会誌*. 2012;54(7): 999-1005.
2) 大野能之. HMG-CoA還元酵素阻害薬（スタチン）の薬物相互作用. *月刊薬事*. 2019;61(4): 625-631.

（陳尾祐介）

高尿酸血症治療薬

▶▶ 尿酸値が上昇して，アロプリノールが増量された
60歳代男性

患者背景

66歳男性，身長：166cm，体重：64kg

既往歴▶ 高血圧症，脂質異常症，高尿酸血症

家族歴▶ 特記事項なし

嗜好品▶ 飲酒（毎日ビール等），喫煙（10本/日）

職　業▶ 無職

一般用医薬品・健康食品の服用▶ 特記事項なし

現病歴▶ 約30年前に高血圧症を指摘され，また15年前には痛風発作を発症し，
それ以来，高血圧治療薬と高尿酸血症治療薬の服用を続けている。これまで
に数回痛風発作を経験している。

処方箋内容（20XX年5月18日）

Rp.1　アロプリノール錠100mg　　　　　1日2錠
　　　　分2　朝夕食後　30日分

Rp.2　テルミサルタン錠40mg　　　　　　1日1錠
　　　　分1　朝食後　　30日分

Rp.3　アムロジピンベシル酸塩錠5mg　　1日1錠
　　　　ロスバスタチンカルシウム錠2.5mg　1日1錠
　　　　分1　夕食後　　30日分

※前回（20XX年4月18日）の処方箋内容からはアロプリノール錠100mgが1錠/日から2錠/日
に変更になっている。

AST ▶ 19U/L   ALT ▶ 11U/L   ALP ▶ 196U/L

TP ▶ 7.4g/dL   ALB ▶ 4.6g/dL   SCr ▶ 1.72mg/dL

BUN ▶ 22.8mg/dL   UA ▶ 7.7mg/dL

薬局窓口での会話

薬剤師 ▶ こんにちは。今日は1種類，薬の量が増えていますね。

患　者 ▶ そうなんですよ。尿酸値がまた高くなっちゃってね。薬の量が増え
ちゃいました。

薬剤師 ▶ なるほど。医師からは何かお話がありましたか？

患　者 ▶ 薬の量は増やすけど，これからもお酒の量を控えたり食事にも気をつ
けるようにと言われたよ。お酒のこととか前からずっと言われていた
んだけど，夕食のときにお酒がないと物足りなくてつい飲んじゃうん
だよね。

※薬歴より尿酸値は1年前が6.8mg/dL，半年前が7.2mg/dLであったと確認できた。

?? このまま調剤すると何が問題か？

#1. 本症例では，血清尿酸値の上昇が続いているためアロプリノールが増
量されているが，そのまま増量すると患者の腎機能に対して過量投与
となってしまう可能性がある。

#2. しかし，ガイドライン[1]に沿った形で増量せずに継続すると，血清尿
酸値の改善は難しいと考えられるため，代替薬等の検討が必要である。

この症例の考え方

　Part2-6で解説したように，アロプリノールは腎排泄型であると認識すべき薬剤であり，『高尿酸血症・痛風の治療ガイドライン第3版』[1]（以下，ガイドライン）には腎機能に応じた推奨投与量が設定されています（Part2-6，表1参照）。過量投与となることによって（活性代謝物オキシプリノールの蓄積），中毒性表皮壊死融解症（toxic epidermal necrolysis：TEN）や皮膚粘膜眼症候群（Stevens-Johnson syndrome：SJS）といった重篤な有害事象の発現リスクが高くなることを示唆する報告[2]もあるため，減量が必要と考えられますが，薬剤師がとる対応として，腎機能に応じた推奨投与量への減量を医師に提案するだけでよいのでしょうか？

　薬剤師が腎排泄型薬剤の適正使用を実践する際には，添付文書やガイドライン等の推奨投与量に合わせることのみにとらわれるのではなく，その結果，影響する治療効果にも注意を向ける必要があります。それでは本症例において，腎機能を考慮しつつ，血清尿酸値上昇を是正するためにはどのような対応が考えられるでしょうか。

1 アロプリノールの過量投与

　20XX年5月18日の検査値から患者の腎機能を推算してみると，個別eGFRは31.87mL/min，CCr（Cockcroft-Gault式）は34.26mL/minとなります（Cockcroft-Gault式での血清クレアチニン値には1.72mg/dLに0.2を加えて代入している）。ガイドライン[1]によれば，本症例におけるアロプリノールの推奨投与量は100mg/日となっており，200mg/日への増量は本症例の腎機能に対して過量投与となってしまう可能性が考えられます。

　しかし，患者との会話より，以前から医師による飲酒や食生活等の改善指導が実施されているものの，うまく効果が現れていないことがうかがえますので，このままアロプリノールを増量せず現状維持のまま服薬を続けていても，血清尿酸値の上昇は是正されないことが想像できます。また，ガイドライン[1]を考慮して腎機能低下患者において疑義照会を行いアロ

プリノールの減量を試みたところ，平均血清尿酸値が変更前の6mg/dLから変更12カ月後には8mg/dL以上に有意に上昇したことが報告されており[3]，腎機能を考慮してガイドラインに沿ってアロプリノールの投与量を調節するだけでは，尿酸値のコントロールがうまくいかない可能性が十分想定されます。

2 腎機能を考慮した代替薬等の検討

(1) 非プリン型尿酸生成抑制薬への変更

　非プリン型尿酸生成抑制薬であるフェブキソスタット及びトピロキソスタットは，Part2-6で解説したように中等度までの腎機能低下患者に対して減量の必要がないとされています。そのため本症例において，アロプリノールから非プリン型尿酸生成抑制薬へ変更することで，アロプリノールの増量と比較してより安全に血清尿酸値のコントロールを図ることができる可能性があります。

　なお，アロプリノール治療群と比較してフェブキソスタット治療群で心血管死及び全死亡の発現割合が有意に高かったとする海外で実施されたCARES試験[4]の結果が添付文書の注意事項に反映されていますので，念のため処方提案の際に医師と情報共有するようにしたほうがよいでしょう（その後実施されたFAST試験[5]では，心血管死及び全死亡の発現割合は両群で有意な差がなかったと報告されており，さらなる調査が待たれます）。

(2) 尿酸排泄促進薬との併用

　一般的に尿酸排泄促進薬は腎機能が低下してくると効果が減弱するといわれ，腎機能低下患者に対して基本的には尿酸生成抑制薬が選択されます。しかし，尿酸生成抑制薬であるアロプリノールは腎機能低下時には投与量を減らす必要があり[1]，尿酸降下作用が十分得られないことがあります。そこで，少量のアロプリノールにベンズブロマロンを併用する治療法が検討され，尿酸降下作用が得られるとともに，アロプリノールの投与量を減らすことができたと報告されています[6]。

　ただし，ベンズブロマロンの追加を提案する場合，少なくとも投与開始6カ月間は必ず定期的に肝機能検査が必要であることに注意が必要です[7]。

併せて服用中は尿路結石予防のため十分な尿量となるよう水分摂取指導が必要になることと，尿アルカリ薬の併用が必要となる場合があることにも注意が必要です[8]。

（3）尿酸降下作用がある代謝性疾患治療薬への変更

一部の代謝性疾患治療薬の中には，本来もつ薬理作用の他に副次的に尿酸降下作用をもつ薬剤があり，その薬剤を選択することで血清尿酸値の低下を図ることができます。ARBの中ではロサルタンで血清尿酸値の低下が報告されており[9]，その他にもアトルバスタチン[10]，フェノフィブラート[11]，ピオグリタゾン[12]等でも尿酸降下作用があるといわれています。

 ## どう対応するか？

前述した考え方を踏まえて，本症例に当てはめてみると，①アロプリノールからフェブキソスタットもしくはトピロキソスタットへの変更，②アロプリノールは100mg/日のまま増量せず，ベンズブロマロンを少量から追加して併用，それでも効果が不十分な際は，③本症例で処方されている薬剤を，副次的な尿酸値低下作用が期待される薬剤に変更，という提案が候補として考えられます。

結果的には患者の腎機能に対しアロプリノールが過量となる可能性を考え，疑義照会にて処方医にトピロキソスタット錠への変更を提案し，トピロキソスタット錠20mgの2錠/日へ処方変更となりました。

 ## 症例のその後

処方変更後，1カ月後にはトピロキソスタット錠40mgの2錠/日に，さらに翌月にはトピロキソスタット錠60mgの2錠/日に増量がなされ，介入から3カ月後の20XX年8月16日の検査では血清尿酸値が6.9mg/dLまで低下し，半年後の20XX年11月14日の検査では6.3mg/dLまで低下しました。その間，痛風発作もなく，体調等の経過も良好であったため，そのまま経過観察となっています。

引用文献

1) 日本痛風・核酸代謝学会・編. 高尿酸血症・痛風の治療ガイドライン第3版. 診断と治療社, 2018.

2) Simmonds HA, Cameron JS, Morris GS, et al. Allopurinol in renal failure and the tumour lysis syndrome. *Clin Chim Acta*. 1986;160(2):189-195. doi:10.1016/0009-8981(86)90141-5.

3) 大岩拓馬, 山田麻友美, 坂田 洋, 他. アロプリノールの腎機能の低下に応じた投与量の情報提供と臨床効果. *日病薬師会誌*, 2011;47(1):94-97.

4) White WB, Saag KG, Becker MA, et al. Cardiovascular Safety of Febuxostat or Allopurinol in Patients with Gout. *N Engl J Med*. 2018;378(13):1200-1210. doi:10.1056/NEJMoa1710895. Epub 2018 Mar 12.w

5) Mackenzie IS, Ford I, Nuki G, et al;FAST Study Group. Long-term cardiovascular safety of febuxostat compared with allopurinol in patients with gout(FAST): a multicentre, prospective, randomised, open-label, non-inferiority trial. *Lancet*. 2020;396(10264):1745-1757.doi:10.1016/S0140-6736(20)32234-0. Epub 2020 Nov 9.

6) 大野岩男, 岡部英明, 山口雄一郎, 他. 腎機能障害を合併する痛風・高尿酸血症症例におけるアロプリノール・ベンズブロマロン併用療法の有用性—オキシプリノール動態の検討から—. *日腎会誌*. 2008;50(4):506-512.

7) トーアエイヨー. ユリノーム錠添付文書（第6版）.

8) 山口 聡. 尿路結石のリスクファクターとしての尿酸. *高尿酸血症と痛風*. 2010;18(1):53-58.

9) Choi HK, Soriano LC, Zhang Y, et al. Antihypertensive drugs and risk of incident gout among patients with hypertension: population based case-control study. *BMJ*. 2012;344:d8190. doi:10.1136/bmj.d8190.

10) Takagi H, Umemoto T. Atorvastatin therapy reduces serum uric acid levels: a meta-analysis of randomized controlled trials. *Int J Cardiol*. 2012;157(2):255-257. doi:10.1016/j.ijcard.2012.01.092. Epub 2012 Feb 21.

11) Derosa G, Maffioli P, Sahebkar A. Plasma uric acid concentrations are reduced by fenofibrate: A systematic review and meta-analysis of randomized placebo-controlled trials. *Pharmacol Res*. 2015;102:63-70. doi:10.1016/j.phrs.2015.09.012. Epub 2015 Sep 15.

12) Koyama H, Tanaka S, Monden M, et al. Comparison of effects of pioglitazone and glimepiride on plasma soluble RAGE and RAGE expression in peripheral mononuclear cells in type 2 diabetes: randomized controlled trial (PioRAGE). *Atherosclerosis*. 2014;234(2):329-334. doi:10.1016/j.atherosclerosis.2014.03.025. Epub 2014 Mar 29.

（井上彰夫）

H₂受容体拮抗薬

▶▶ シメチジン投与による血清クレアチニン値上昇が
疑われる50歳代男性

患者背景

53歳男性，身長：173cm，体重：72kg

既往歴 ▶ 慢性蕁麻疹

家族歴 ▶ 特記事項なし

嗜好品 ▶ 機会飲酒，喫煙なし

職　業 ▶ 事務職

一般用医薬品・健康食品の服用 ▶ 　特記事項なし

現病歴 ▶ 3カ月前に体のかゆみを訴え皮膚科を受診。蕁麻疹との診断を受けて
薬の服用を開始した。薬を服用するようになってからかゆみは落ち着いてい
たが，皮膚科への受診が遅れたため薬が服用できなかったときに，かゆみが
再発してしまったことがあった。薬の服用を再開するとかゆみは落ち着き，
現在に至る。

処方箋内容 （20XX年11月22日；3カ月前から同じ内容）

Rp.1　レボセチリジン塩酸塩錠5mg　1日1錠
　　　　分1　就寝前　28日分

お薬手帳情報

※お薬手帳より，3週間前から以下の薬が他院にて開始されていることが確認できた。

Rp.1　シメチジン錠400mg　　　　1日2錠
　　　　分2　朝食後・就寝前

臨床検査所見 （20XX年11月22日）

AST ▸ 21U/L　　　ALT ▸ 12U/L　　　ALP ▸ 173U/L

TP　 ▸ 7.8g/dL　　ALB ▸ 5.0g/dL　　SCr ▸ 0.95mg/dL

BUN ▸ 12.8mg/dL

※薬歴により血清クレアチニン値が2カ月前の0.74mg/dLから今回の0.95mg/dLに上昇していることが確認できた。

調剤室での会話

薬剤師A：患者さん，少し胃のむかつきがあったので近所の内科からシメチジンを出してもらったとのことですが，それ以外は特に問題なく蕁麻疹の調子も良いみたいで，処方内容も変更ありませんね。

薬剤師B：でも，血清クレアチニン値が前より高くなってない？

薬剤師A：本当ですね。今回の値を用いて腎機能を計算してみるとeGFRは70.40mL/min，CCrは75.65mL/minとなるので，添付文書を確認すると減量しないといけないです。さっそく疑義照会しないと。

薬剤師B：患者さんに確認したら，効き目もそうだけど眠気や体のだるさ等についても特に問題を感じていないみたいだけど……。

?? このまま調剤すると何が問題か？

#1. 本症例では，直近2カ月の間に血清クレアチニン値が0.74mg/dLから0.95mg/dLに上昇しており，一見すると腎機能が悪化した症例と考えることができ，レボセチリジンの添付文書[1]の記載からは，過量投与である可能性が考えられる。

#2. #1を検討する前提として，他院にて開始されたシメチジンの腎機能への影響を検討する必要がある。

この症例の考え方

20XX年11月22日に確認できた血清クレアチニン値から患者の腎機能を推算してみると，個別eGFRは70.40mL/min，CCr（Cockcroft-Gault式）は75.65mL/minとなります（Cockcroft-Gault式での血清クレアチニン値には0.95mg/dLに0.2を加えて代入している）。レボセチリジンの添付文書[1]における腎機能に対応する用法・用量の目安（**表1**）によると，CCrが50〜79mL/minの場合の推奨用量は2.5mgを1日1回であるため，今回の処方内容である5mgを1日1回のままでは過量投与となってしまう可能性が考えられます。

その一方で，この2カ月間で血清クレアチニン値の上昇以外には，他院にてシメチジンが開始されたこと以外に患者の容態等には特に変わった点はなく，シメチジンの服用によって腎機能が低下しなくても血清クレアチニン値が上昇する可能性がある点についても注目する必要があります[2]。

これらを踏まえ，薬剤師Aの言うように，処方医への疑義照会が必要か考えてみましょう。

1 レボセチリジンの投与設計と腎機能推算式

ここからは，本症例の血清クレアチニン値上昇が腎機能悪化によるものであったと仮定して話を進めていきます。レボセチリジンは腎排泄型薬剤であり，腎機能低下に合わせて減量しないと血中濃度の上昇から有害事象の発現が懸念されるため，腎機能に応じた推奨量が設定されています[1]。

表1 レボセチリジンの腎機能に対応する用法・用量の目安

クレアチニンクリアランス（mL/min）	推奨用量
≧80	1回5mg 1日1回
50〜79	1回2.5mg 1日1回
30〜49	1回2.5mg 2日に1回
10〜29	1回2.5mg 週に2回

（グラクソ・スミスクライン，ザイザル錠添付文書（第9版）を基に作成）

Case 7 H₂受容体拮抗薬

一方で，比較的安全性が高く，安全域も広いため適宜増減として倍量投与（10mg/日）まで認められている薬剤でもあります。そのため，投与量を変更する境目であるいわゆるカットオフ値を腎機能が少し下回ったからといって，すぐに機械的に減量すべきかどうかは十分検討する必要があると考えられます。カットオフ値前後で投与量をいきなり半量（5mg/日から2.5mg/日）にすることで，これまで抑えられていた蕁麻疹が血中濃度低下により再燃する可能性も考えられます。投与量の減量には，有害事象のリスクが低下する「ベネフィット」と減量による効果の減弱「リスク」の両方があることを忘れてはいけません。このリスクとベネフィットの両方を考慮し，患者個々に合わせて処方設計がなされるべきであり，例えば，腎機能低下患者における有害事象等により安全性速報（ブルーレター）が出されたこともあるダビガトランのような薬剤であれば，減量によるベネフィット（有害事象リスクの低下）を十分に考慮する必要がありますが，抗アレルギー薬のような一般的には安全性が高いとされている薬剤であれば，減量によるリスク（効果減弱の可能性）をもう少し重視するという考え方もできると思います（Part 2-総論参照）。

また，血清クレアチニン値を用いて腎機能推算式で計算される腎機能はあくまで「推算」腎機能であることも忘れてはいけません。例えば，日本人向けeGFR式の精度は「実測GFRから±15%の範囲に43%の患者が入る」程度の精度であるともいわれています[3]。つまり，今回算出されたeGFR70.40mL/minからプラス15%すると80.96mL/minとなり，機械的に目安表を用いれば減量する必要のない数値となります。このように，腎機能推算式により算出される腎機能の値は，ある程度の幅をもって実際の患者に用いる必要があるといえます。

2 シメチジンによる偽性腎障害

クレアチニンの排泄には糸球体濾過のみではなく近位尿細管での分泌も寄与しています。その近位尿細管での分泌にはOCT（organic cation transporter）やOAT（organic anion transporter），MATE1（multidrug and toxin extrusion 1）といったトランスポーターが関与していますが，

シメチジンがこれらのトランスポーターを阻害[4]することで，近位尿細管におけるクレアチニンの分泌が減少し，血清クレアチニン値が上昇すると考えられています（**図1**）。そのため，本症例のようにシメチジンを服用中の患者において軽度の血清クレアチニン値上昇がみられた場合，腎機能の悪化によるものではない可能性があることを考慮する必要があります。その場合，GFR自体は低下しておらず腎排泄型薬剤のクリアランスが低下するわけではないため，上昇後の血清クレアチニン値を用いてただ機械的に腎機能推算式で計算するだけでは，腎機能の過小評価から薬剤の過度の減量につながる可能性があります。同様に腎機能自体の悪化はなく血清クレアチニン値の上昇がみられる他の薬剤として，ST合剤のトリメ

Case

7

H₂受容体拮抗薬

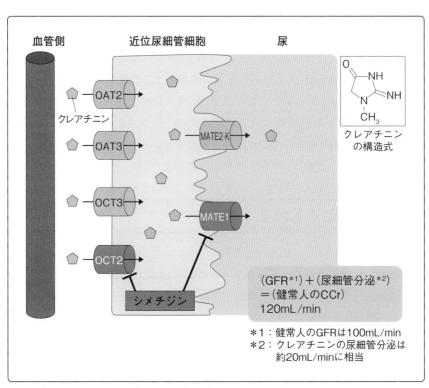

図1　推定されるシメチジンの尿細管分泌阻害メカニズム

（Lepist EI, et al, *Kidney Int*, 2014;86(2):350-357 を基に作成）

トプリム[5]やHIV治療薬のコビシスタット[6]等があります。ちなみに，クレアチニンの尿細管分泌がCCr全体の約20%前後であるため，トランスポーター阻害による軽度の血清クレアチニン値上昇は0.2mg/dL前後が目安となります。

ただし，シメチジンやST合剤はともにアレルギー性間質性腎炎の原因薬剤でもあるため[7]，これらの薬剤の服用中に起こった血清クレアチニン値の上昇が腎機能の悪化による可能性があることも考慮する必要があります。軽度ではない明らかな血清クレアチニン値の上昇や腎障害の自覚症状が確認できる場合，発熱や皮疹，関節痛等のアレルギー性間質性腎炎でよくみられる随伴症状がある場合は，これらの薬剤による薬剤性腎障害によって腎機能が悪化している可能性も疑う必要があります。

なお，シメチジンはCYP1A2，CYP2C9，CYP2D6，CYP3A4の阻害作用等により，非常に薬物間相互作用が多いため，近年では胃酸分泌抑制目的での処方は減少しているようです。一方，H_2受容体拮抗薬は，石灰沈着性腱板炎やH_1受容体拮抗薬との併用による慢性蕁麻疹等への効果を期待して投与されることがありますが，その際に，最も古くから上市されており適応外使用の経験が蓄積されている[8,9]シメチジンが選択されることが珍しくありませんので，偽性腎障害やアレルギー性間質性腎炎等はシメチジンの注意点として押さえておきましょう。

どう対応するか？

本症例において，直近の血清クレアチニン値から得られる腎機能の推算値から，投与されているレボセチリジンが過量である可能性が考えられ，疑義照会等の処方介入の必要性が検討されています。しかし，前述のとおり，腎機能を考慮した投与設計を行う際は，投与設計の対象がどのような薬剤（その患者にとってリスクの高い薬剤かどうか）であるのかという点と，腎機能推算式にて算出される腎機能はあくまで「推算」腎機能であり「正確」な腎機能ではないという点をしっかり考慮する必要があります。本症例においては，処方設計の対象となっているレボセチリジンが比較的

安全性の高い抗アレルギー薬であることと，患者自身に効果や有害事象の観点で特に問題が起こっておらず，推算された腎機能がカットオフ値をやや下回った（70mL/min台）程度であることから，減量せずにこのまま継続して経過をみるという選択肢を十分検討してもよいと考えられます。

　加えて，今回起こった血清クレアチニン値の上昇が，途中から他院にて処方されることになったシメチジンの影響によるものである可能性もあることから，ここでは疑義照会等はせず，そのままの用量でレボセチリジンの服用を継続してもらい，効果や有害事象等についてより注意してモニタリングしていく対応がよいでしょう。

 ## 症例のその後

　本症例では，その後もレボセチリジン錠5mgの1日1回毎日服用を継続しており，蕁麻疹の再燃はなく，眠気等の不具合も感じることなく良好に過ごせています。また，他院で処方されていたシメチジンの服用が4週間で終了となり，その後に測定された血清クレアチニン値が0.76mg/dLであったことから，血清クレアチニン値の上昇はシメチジンの服用による偽性腎障害が原因であったと推察されました。

引用文献

1) グラクソ・スミスクライン. ザイザル錠添付文書（第9版）.

2) Roubenoff R, Drew H, Moyer M, et al. Oral cimetidine improves the accuracy and precision of creatinine clearance in lupus nephritis. *Ann Intern Med*. 1990;113(7):501-506. doi: 10.7326/0003-4819-113-7-501.

3) Matsuo S, Imai E, Horio M, et al. Revised equations for estimated GFR from serum creatinine in Japan. *Am J Kidney Dis*. 2009;53(6):982-992. doi:10.1053/j.ajkd.2008.12.034. Epub 2009 Apr 1.

4) Lepist EI, Zhang X, Hao J, et al. Contribution of the organic anion transporter OAT2 to the renal active tubular secretion of creatinine and mechanism for serum creatinine elevations caused by cobicistat. *Kidney Int*. 2014;86(2):350-357. doi:10.1038/ki.2014.66. Epub 2014 Mar 19.

5) Berglund F, Killander J, Pompeius R. Effect of trimethoprim-sulfamethoxazole on the renal excretion of creatinine in man. *J Urol*. 1975;114(6):802-808. doi:10.1016/s0022-5347(17)67149-0.

6) German P, Liu HC, Szwarcberg J, et al. Effect of cobicistat on glomerular filtration rate in subjects with normal and impaired renal function. *J Acquir Immune Defic Syndr*. 2012;61(1):32-40. doi:10.1097/QAI.0b013e3182645648.

Case 7 H₂受容体拮抗薬

7) 薬剤性腎障害の診療ガイドライン作成委員会. 薬剤性腎障害診療ガイドライン2016. *日腎会誌*. 2016;58(4):477-555.

8) 下河辺建彦. 肩関節石灰沈着性腱板炎に対するCimetidine投与の有用性の検討. *整外と災外*. 2004;53(3):574-577. doi:https://doi.org/10.5035/nishiseisai.53.574.

9) Bleehen SS, Thomas SE, Greaves MW, et al. Cimetidine and chlorpheniramine in the treatment of chronic idiopathic urticaria: a multi-centre randomized double-blind study. *Br J Dermatol.* 1987;117(1):81-88. doi:10. 1111/j. 1365-2133. 1987. tb04095. x.

（井上彰夫）

泌尿器科疾患治療薬

▶▶ 脱水による腎前性腎障害とコリン作動性クリーゼ
が疑われる CKD の高齢男性

患者背景

80歳男性，身長：167cm，体重：56kg

既往歴 ▶ 2型糖尿病，慢性腎臓病（CKD），前立腺肥大症，廃用症候群

家族歴 ▶ 特記事項なし

嗜好品 ▶ 特記事項なし

職　業 ▶ 無職

一般用医薬品・健康食品の服用 ▶ 特記事項なし

現病歴 ▶ もとより前立腺肥大に伴う排尿障害や神経因性膀胱，尿量低下にて，
近くの泌尿器科診療所へ通院し処方を受けている患者。3年前より，診療所
の検査で蛋白尿，腎機能障害を指摘されており，受診ごとの定期的な採血や
尿検査でフォローされている。この日も，診療所からの定期処方の処方箋を
持って来局した。

処方箋内容

Rp.1	アゾセミド錠60mg	1日1錠
	ジスチグミン臭化物錠5mg	1日1錠
	ナフトピジル錠25mg	1日1錠
	分1　朝食後　30日分	
Rp.2	五苓散エキス顆粒2.5g包	1日3包
	分3　毎食前　30日分	
Rp.3	ロキソプロフェンナトリウム水和物錠60mg	1回1錠
	頓用　疼痛時　20回分	

（新規処方）

Rp.4　フロセミド錠40mg　1日1錠

　　　分1　朝食後　30日分

身体所見

血圧 ▸ 150/86mmHg　　脈拍 ▸ 76回/分　　体温 ▸ 35.5℃

臨床検査所見

WBC ▸ 6,200/μL　　　NEUT ▸ 4,400/μL　　　Hb ▸ 10.1g/dL

BUN ▸ 58.4mg/dL　　SCr ▸ 3.73mg/dL　　　Na ▸ 138mEq/L

K ▸ 4.2mEq/L　　　　Ca ▸ 8.2mg/dL　　　ALB ▸ 2.8g/dL

ChE ▸ 80U/L

※以前の血清クレアチニン値の推移を図1に示します。

薬局窓口での会話

薬剤師 ▸ こんにちは。お体の調子はいかがですか？

患　者 ▸ 1カ月前くらいから体調が悪くて，食事もあんまりとれていません。なんだかおなかが緩い気もするし……。

薬剤師 ▸ そうですか。医師からは何かお話がありましたか？

患　者 ▸ 今日の受診で，腎臓の値が悪くなっているって言われました。検査値を持ってきているので見てください。

薬剤師 ▸ 今日は1つお薬が追加されているようですね。

患　者 ▸ 尿量が少なくなってきているので，腎臓の機能も悪くなっているみたいだし，利尿薬を1つ追加しますねと先生が言っていたけど，そういえば最近，あまりおしっこに行っていない気もします。

薬剤師 ▸ お薬はちゃんと飲めていますか？

患　者 ▸ 薬は大事だと思っているから，薬だけはできるだけきちんと飲むようにしています。ただ，持病の腰痛がずっとあって，痛み止めは多いとき1日3回くらいは飲んでいるかも……。

？？このまま調剤すると何が問題か？

#1. 血清クレアチニン値が受診ごとに上昇しており（図1），薬剤性腎障害
（drug induced kidney injury：DKI）を起こしている可能性がある。

#2. 尿量の低下に対して利尿薬が増量されたが，この尿量低下はむしろ脱
水による腎前性腎障害の症状である可能性が高く，利尿薬の増量によ
りさらなる腎機能障害につながる可能性が想定される。

#3. 腎機能障害患者に対して腎排泄型薬剤であるジスチグミンが処方され
ているが，DKIにより腎機能も悪化しており，加えて食事摂取量の低
下等も影響することで，ジスチグミンの血中濃度上昇によるコリン作
動性クリーゼの可能性が懸念される。

Case

8

泌尿器科疾患治療薬

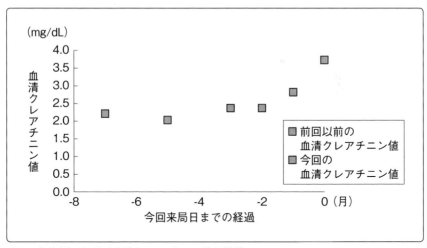

図1 本症例における血清クレアチニン値の推移

この症例の考え方

　本症例は，NSAIDs，利尿薬の併用及び食思不振の合併により，脱水，腎前性腎障害が起こっている可能性が疑われるケースであり，また，食思不振と腎機能悪化によって，ジスチグミンが過量投与状態となりコリン作動性クリーゼが起こるリスクが高い，あるいはすでに起こっている可能性が疑われる状態と考えられます。薬学的管理の視点から，どのような対応をすべきか考えてみましょう。

1 腎前性腎障害のリスク因子重複

　今回受診時の血清クレアチニン値が過去2カ月の値と比較して明らかに上昇しており，DKIを起こしている可能性が考えられます。患者からの聴取内容では食思不振があるようなので，脱水・腎血流量低下による腎前性DKIの可能性を考えましょう。そのうえで，もともとの併用薬の中には，利尿薬であるアゾセミド，NSAIDsであるロキソプロフェン等が含まれており，これらの薬剤は腎前性腎障害の原因となりうることから（**表1**)[1]，この患者の腎機能悪化にこれらの薬剤が関与している可能性も考えられます。ロキソプロフェンの1日の内服量や頻度は，「多いときは1日3回」との話にも

表1　間接毒性による薬剤性腎障害の分類と原因薬剤

主な臨床病型	病態	主要薬剤
急性腎障害	腎血流量の低下　脱水/血圧低下に併発する急性尿細管障害	NSAIDs, RAS系阻害薬（ACEI，ARB，抗アルドステロン薬）
	腎血流障害の遷延による急性尿細管壊死	
	横紋筋融解症による尿細管障害→尿細管壊死	各種向精神薬，スタチン，フィブラート系薬
電解質異常（低ナトリウム血症，低カリウム血症）	主に遠位尿細管障害	NSAIDs
多尿	高カルシウム血症による浸透圧利尿	ビタミンD製剤，カルシウム製剤
慢性腎不全	慢性低カリウム血症による尿細管障害	利尿薬，下剤

（薬剤性腎障害の診療ガイドライン作成委員会，*日腎会誌*，2016;58(4):477-555より抜粋）

あるように決して少なくありません。実際，『エビデンスに基づくCKD診療ガイドライン2018』では，疼痛緩和の目的で使用する場合，NSAIDsよりもアセトアミノフェンのほうが安全であるとの記載があります[2]。さらに，スコットランドの診療データベースを後ろ向きに調査した報告で，常用していたNSAIDsの処方を中止した症例において腎機能の改善を認めたことも明らかにされています[3]。何かしらの原因により体調が悪くなって食事量が低下していても，「薬だけはきちんと飲むようにしている」患者を筆者もしばしば経験しますので，体調不良の際にはできるだけ早めに医療機関に相談・受診することを普段から説明しておくことが大切です。

次に，追加されたフロセミド錠についてですが，もともと低アルブミン血症であることから，アゾセミド錠単剤だけの内服治療では利尿効果が得られにくい状況であると疑われたためフロセミド錠が追加された可能性も考えられます。しかしながら，腎前性腎障害による尿量低下が疑われる本症例では，むしろ利尿薬を中止して飲水を促すか，重篤な場合は入院して輸液加療をすることが必要になります。

2 ジスチグミンの特徴と中毒性有害事象

本症例では，既往歴に糖尿病や廃用症候群があることから，神経因性膀胱に対してジスチグミンが長期処方されていると考えられます。

ジスチグミンの代表的な中毒性有害事象に，コリン作動性クリーゼがありますが，本薬は典型的な腎排泄型薬剤であるため（Part2-8参照），CKD患者に継続投与することで，蓄積による中毒性有害事象のリスクが高まります。本症例では，ここ数カ月間で腎機能が悪化していますので，ジスチグミンによるコリン作動性クリーゼがこれまでと比べて起こりやすくなっていることが考えられます。加えて，ジスチグミンは絶食時に服用することで食後服用と比較してAUCが6.6倍上昇することが，動物実験で示されています。この患者は，直近1カ月間の食思不振を窓口で訴えていることから，ジスチグミンの血中濃度がさらに高まっている可能性が考えられます。ジスチグミン服用患者のコリン作動性クリーゼ109例について解析した報告では，クリーゼの発現は処方開始2週間以内が最も多いと

される一方で，数カ月や1年以上処方されている患者での報告例もあります[4]。このように長期処方されている中での中毒性有害事象の発現に，ふとした腎機能悪化や食思不振が関連する可能性も十分に考えられます。また，コリン作動性クリーゼの初期症状としての報告件数が最も多かったのは下痢だったことも明らかにされています[4]。この日の血液検査では，血清中のコリンエステラーゼ（cholinesterase：ChE）が正常範囲よりも低く，実際に患者も「おなかが緩い」と下痢症状について訴えていますので，コリン作動性クリーゼの初期症状である可能性が十分に疑われます。

どう対応するか？

　本症例における腎障害，コリン作動性クリーゼの機序を**図2**のように整理します。本症例は，腎前性腎障害と腎排泄型薬剤の過量投与が併存する状態であり，非常に危険な状態の一歩手前であったといえるでしょう。薬剤師の介入により致命的な状況を回避するために薬学的管理の視点から，まず利尿薬やNSAIDsの併用，食思不振による脱水を踏まえて，腎前性腎障害の可能性を疑い処方医へ情報提供し，フロセミドの処方追加を中止するよう提案するのがよいでしょう。次にジスチグミンは排尿障害に対して処方していることを同時に確認したうえで，現状では継続によるコリン作動性クリーゼの重篤化リスクが高い可能性を共有し，いったん中止を提案するのがよいと思われます。

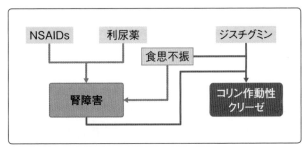

図2　本症例における腎障害，コリン作動性クリーゼの機序

　併せて患者に対しては，NSAIDsの使用を極力少なくすることと，適度な水分摂取を意識的にしてもらうよう指導することが必要です。

症例のその後

　フロセミドとジスチグミンが中止された1カ月後，来局時に持参された採血結果を確認したところ，血清クレアチニン値は2.10mg/dLと腎機能改善傾向であり，ChEも120 U/Lと改善している傾向を認めました。患者には，今後もNSAIDsの使用頻度や飲水不足に注意してもらい，尿量の低下や食思不振等の体調不振があればすぐに相談するように説明しました。

引用文献

1) 薬剤性腎障害の診療ガイドライン作成委員会. 薬剤性腎障害診療ガイドライン2016. *日腎会誌*. 2016;58(4):477-555.
2) 日本腎臓学会・編. エビデンスに基づくCKD診療ガイドライン2018. 東京医学社, 2018.
3) Wei L, MacDonald TM, Jennings C, et al. Estimated GFR reporting is associated with decreased nonsteroidal anti-inflammatory drug prescribing and increased renal function. *Kidney Int*. 2013;84(1):174-178. doi:10.1038/ki.2013.76.
4) 大坪博子. ジスチグミン臭化物によるコリン作動性クリーゼ報告の解析. *日病薬師会誌*. 2010;46(11):1493-1495.

（吉田拓弥）

抗菌薬

▶▶ 膀胱炎によりレボフロキサシンが開始された
　　高齢女性

患者背景

76歳女性，身長：152cm，体重：63kg

既往歴 ▶ 高血圧症，2型糖尿病，慢性腎臓病（CKD），慢性便秘症

家族歴 ▶ 特記事項なし

嗜好品 ▶ 飲酒・喫煙なし

職　業 ▶ 無職

一般用医薬品・健康食品の服用 ▶ 特記事項なし

現病歴 ▶ 56歳で高血圧症，62歳で糖尿病と診断され，服薬による治療が開始された。5年前に子どもと同居するため他県から引っ越してきてから当薬局に来局するようになった。月1回の通院はしっかり継続できており，コンプライアンスの問題も特にみられていない。血圧やHbA1c等のコントロールも良好で推移している。

処方箋内容 （20XX年2月9日）

Rp.1	シルニジピン錠10mg	1日1錠
	テルミサルタン錠40mg	1日1錠
	テネリグリプチン臭化水素酸塩水和物錠20mg	1日1錠
	分1　朝食後　30日分	
Rp.2	ボグリボースOD錠0.3mg	1日3錠
	分3　毎食直前　30日分	
Rp.3	酸化マグネシウム錠500mg	1日2錠
	分2　朝夕食後　30日分	

（新規処方）

Rp.4　レボフロキサシン水和物錠250mg　1日1錠

　　　　分1　朝食後　4日分

※前回（20XX年1月10日）の処方箋内容からRp.4の内容が追加となっている。それ以外の内容は5年前の初来局時より変更されていない。

臨床身体所見 （20XX年2月9日）

血圧 ▶ 136/82mmHg　発熱なし　食欲不振なし

臨床検査所見 （20XX年2月9日）

HbA1c ▶ 6.4%　　　　AST ▶ 24U/L　　　　ALT ▶ 19U/L

ALP　▶ 284U/L　　　　TP 　▶ 7.1g/dL　　　ALB ▶ 4.4g/dL

SCr 　▶ 0.96mg/dL　　BUN ▶ 17.6mg/dL

薬局窓口での会話

薬剤師 ▶ 今日はいつもの薬と違う薬も出されていますが，どうされましたか？

患　者 ▶ 2，3日前からトイレによく行きたくなるのだけれど，行ってもなんだか出きった感じがしなくて……。それと，おしっこをするときに少しお腹のあたりが痛いような気がするので診てもらいました。

薬剤師 ▶ 医師からはどのようなお話がありましたか？

患　者 ▶ 膀胱炎だろうと言われ，抗菌薬を出しておくから飲みきっても良くならなかったらまた来てくださいと言われました。あと，少し腎臓の機能も落ちているので，薬の量は減らしておきますねと言われました。

?? このまま調剤すると何が問題か？

\#1.　患者の腎機能に対して，レボフロキサシンの投与量が適切か検討する必要がある。

\#2.　併用薬の酸化マグネシウムの服用タイミングについて検討する必要がある。

この症例の考え方

　本症例では，患者から訴えのあった排尿時等の自覚症状に対して，医師は膀胱炎と診断し抗菌薬による治療が開始されています。抗菌薬が当該患者にとって適正な処方内容となっているかは，起炎菌に感受性のある適切な抗菌薬が選択されているかという点とともに，①抗菌薬の腎排泄性と患者の腎機能，②抗菌薬におけるPK/PD，という2つの点も考慮する必要があります。どちらか一方の視点が欠けてしまうと，腎機能に対して過量な抗菌薬の投与による有害事象発現リスクの増大や，十分な血中濃度が得られないこと等による効果減弱及び耐性菌発生の懸念が生まれてしまいます（詳細はPart2-9参照）。

1 レボフロキサシンは腎排泄型薬剤である

　本症例では患者との会話から，「腎臓の機能が少し落ちているので，薬の量は減らしておきますね」と医師から言われた内容が確認でき，腎機能が低下している可能性が推察できます。また，20XX年2月9日の検査値から腎機能を推算してみると，個別eGFRは39.90mL/min，CCr（Cockcroft-Gault式）は41.03mL/min（※Cockcroft-Gault式での血清クレアチニン値には0.96mg/dLに0.2を加えて代入している）となり，投与する薬剤が腎排泄型であれば，減量を考慮する必要があることが確認できます。

　本症例で処方されたレボフロキサシンは，経口投与後72時間までに投与量の83.76%が未変化体として尿中に排泄される[1]腎排泄型薬剤であり，腎機能低下患者に対してそのまま通常量を投与してしまうと高い血中濃度が続いてしまうため，減量する必要があります。実際に，腎機能低下患者において，血中濃度半減期の延長とAUCの増加が確認されており（**表1**）[2]，CCrが50mL/min未満の患者に対して減量するように目安が示されています（**表2**）[1]。ちなみに，表1において累積尿中排泄率が腎機能低下患者で低下している（特にCCr＜20mL/min）のは，回収時間である48時間が血中濃度半減期（CCr＜20で33.7時間）に対して短すぎるため，投与された薬剤が十分に排泄しきれていないことによる影響だと考えられます。

表1　腎機能障害患者におけるレボフロキサシンの薬物動態パラメータ

CCr (mL/min)	例数 (名)	C_max (μg/mL)	T_max (hr)	$t_{1/2}$ [a] (hr)	AUC_{0-72hr} (μg・hr/mL)	累積尿中排泄率 [b] (%)
80≦CCr	5	6.47±1.02	1.6±0.9	8.3±0.5	62.90±13.78	76.96±8.25
50≦CCr＜80	6	7.65±1.44	1.2±0.4	9.9±1.3	97.44±7.80	82.57±1.51
20≦CCr＜50	7	9.17±1.68	1.3±0.5	15.9±3.8	150.96±18.03	56.39±13.51
CCr＜20	4	8.03±0.59	1.8±1.0	33.7±14.6	250.66±58.30	28.28±11.83

a）：終末相の消失半減期　b）：0〜48時間の累積尿中排泄率

（第一三共，クラビット錠・細粒インタビューフォーム（第16版）より抜粋）

表2　腎機能に対応するレボフロキサシンの用法・用量の目安

腎機能CCr (mL/min)	用法・用量
20≦CCr＜50	初日500mgを1回，2日目以降250mgを1日に1回投与する。
CCr＜20	初日500mgを1回，3日目以降250mgを2日に1回投与する。

（第一三共，クラビット錠・細粒添付文書（第14版）を基に作成）

　医師は患者の腎機能とレボフロキサシンが腎排泄型であることを踏まえて，レボフロキサシンを1回250mgに減量して処方したと考えられます。

2 レボフロキサシンは濃度依存性の抗菌薬である

　では，腎機能低下患者に対して腎排泄型薬剤の投与量をただ減量するだけで問題はないのでしょうか？　抗菌薬においては，その有効性や安全性を確保する観点や耐性菌の発生を防止する観点から，投与設計をする際にはPK/PDを考慮する必要があります[3]。

　レボフロキサシンを含むキノロン系抗菌薬はPK/PDにおいて濃度依存性の抗菌薬に分類することができ，1日数回に分けて投与するより，1日1回投与により1回量を増やして血中濃度を上げることが推奨されています。レボフロキサシンも発売当初の用法・用量は1回100mgを1日2〜3回投与という内容でしたが，2009年に新たに高用量製剤が発売され，用法・用量も1回500mgを1日1回投与という，国際標準の用法・用量に変更されました。この変更については，PK/PDに基づいて考えれば容易に理解できる内容かと思います。

Case 9 抗菌薬

ここで，今度はC_{max}に注目して表1を見てみると，血中濃度半減期やAUCと比較して腎機能低下患者においてもあまり変化していないことがわかります。腎臓は排泄に関わる臓器であるため，腎機能が低下すると排泄遅延がみられる一方で，吸収過程には基本的には影響しないため，C_{max}にあまり変化がみられなかったと考えられます。本症例のように腎機能が低下しているからといって初回投与量を減量してしまうと，それだけC_{max}が低下してしまい，濃度依存性抗菌薬であるレボフロキサシンにおいては，有効性や耐性菌の発生防止の観点から好ましくない状況を生んでしまいます。そのため，腎機能に対応する用法・用量の目安では，初日は500mgを1日1回投与のまま減量せず，翌日以降の維持量を減量するようになっています（表2）[1]。腎機能低下患者においては，この用法・用量で血中濃度が維持できることが報告されています[4]。

　このように，腎機能を考慮した医薬品適正使用を考える際は，腎機能に応じて減量することだけを考えるのではなく，その薬剤の特徴を踏まえて有効性をしっかり確保できるように投与設計を行うことが重要です。

3 投与設計に正解はない

　ただし，初日から250mgを1日1回投与という内容が全ての患者において必ず誤りであるとは限りません。そもそも，基本の用法・用量である500mgを1日1回投与というのが，体格の違いが考慮されていない固定用量となっています。そのため，本症例の患者とは違い体格がかなり小さな患者（身長140cm，体重30kg等）であれば，初回投与量が250mgに減量されていても，体格が大きな患者が500mgを服用した場合と同程度の血中濃度が得られる可能性があります。つまり，投与設計というのは唯一の正解があるわけではなく，患者の病状や程度，体格等から総合的に判断をして実施する必要があります。このように正解がないからこそ，特に薬剤師が投与設計に関与した患者に対しては，その投与設計の内容が有効性や安全性について問題がなかったのか責任をもって薬を渡した後もモニタリングすることが大切です。この調剤後のフォローアップについては，2019年に改正された「医薬品，医療機器等の品質，有効性及び安全性の

確保等に関する法律（薬機法）」にも盛り込まれており，これからの薬剤師にとって重要な取り組みになると思います。

4 酸化マグネシウムの服用タイミングに注意

　本症例でもう1点注意したいのが併用薬の内容です。便秘のためと思われる酸化マグネシウムの処方が継続されていますが，レボフロキサシンを含むキノロン系抗菌薬はアルミニウムやマグネシウム等の金属イオンと難溶性のキレートを形成することにより吸収が低下して[5]効果が減弱する可能性があります。レボフロキサシン100mgと酸化マグネシウム500mgを一緒に服用することで，レボフロキサシンのC_{max}は$1.82 \pm 0.89\,\mu g/mL$から$1.13 \pm 0.36\,\mu g/mL$に，AUCは$9.99 \pm 1.55\,\mu g \cdot hr/mL$から$7.81 \pm 2.22\,\mu g \cdot hr/mL$にそれぞれ低下したことが報告されています[5]。ただし，レボフロキサシンのT_{max}が$0.99 \pm 0.54hr$である[1]ことから，レボフロキサシンの服用後1時間以上間隔をあけて酸化マグネシウムを服用することで，併用による影響を小さくすることができると考えられます。

Case 9 抗菌薬

❚ どう対応するか？

　本症例では，レボフロキサシンが初日から250mgの1日1回投与に減量されており，このままでは治療上必要な血中濃度に到達せずに有効性が十分に得られない可能性があることが懸念されます。そのため，疑義照会にて初日は500mgを1日1回，2日目以降はそのまま250mgを1日1回投与という内容への変更を提案したほうがよいでしょう。

　また，レボフロキサシンと酸化マグネシウムが同じ服用タイミングである用法で処方されており，このままではレボフロキサシンの吸収量低下により抗菌作用が十分に得られない可能性があります。そのため，抗菌薬における一般的な指導である最後まで飲みきることと併せて，服用する間隔をあけることについても患者に指導することが必要でしょう。

症例のその後

　レボフロキサシンが効果不十分となる可能性を考え，疑義照会にて初日分だけを500mg錠に変更することを提案し，処方が変更となりました。患者には初日だけ500mg錠を，翌日は250mg錠を1日1回服用，最後まで飲みきるよう指導しました。また，酸化マグネシウムはレボフロキサシンを服用してから少なくとも1時間は間隔をあけることも併せて指導しました。服用終了予定の4日後のお昼に電話で患者本人に確認したところ，指示どおりしっかり服用できたことと，訴えのあった排尿時等の自覚症状は良くなったことが確認できました。

引用文献

1) 第一三共. クラビット錠・細粒添付文書（第14版）.
2) 第一三共. クラビット錠・細粒インタビューフォーム（第16版）.
3) 厚生労働省.「抗菌薬のPK/PDガイドライン」について（平成27年12月25日薬生審査発1225第10号）.
4) 花岡一成，川原和也，長嶋 悟，他. 腎機能障害患者におけるlevofloxacin 500mg投与時の体内動態. *日化療会誌*. 2009；57(S-2)12-19.
5) Shiba K, Sakai O, Shimada J, et al. Effects of antacids, ferrous sulfate, and ranitidine on absorption of DR-3555 in humans. *Antimicrob Agents Chemother*. 1992；36(10)：2270-2274. doi：10.1128/aac.36.10.2270.

（井上彰夫）

抗ウイルス薬

▶▶ バラシクロビルを通常量処方されたCKD患者

患者背景

59歳男性，身長：166cm，体重：65kg

既往歴▶ 高血圧症，2型糖尿病，脂質異常症，不整脈（心房細動），慢性腎臓病
（CKD）

家族歴▶ 父親が2型糖尿病，人工透析

嗜好品▶ 機会飲酒，喫煙なし

職　業▶ 会社員（事務）

一般用医薬品・健康食品の服用▶ 特記事項なし

現病歴▶ 2，3日前から脇腹付近の痛みを自覚していたが，痛みの箇所に水疱
を認めたため皮膚科を受診し，帯状疱疹と診断された。

処方箋内容 （20XX年8月5日）

Rp.1　バラシクロビル塩酸塩錠500mg　　　　　 1日6錠
　　　 ロキソプロフェンナトリウム水和物錠60mg　1日3錠
　　　 分3　毎食後　7日分

お薬手帳情報

※お薬手帳より，以前から以下の内容を定期薬として服用していることが確認できた。

Rp.1　アムロジピンベシル酸塩錠5mg　　　　　　　1日1錠
　　　 イルベサルタン錠100mg　　　　　　　　　　1日1錠
　　　 リナグリプチン錠5mg　　　　　　　　　　　1日1錠
　　　 カナグリフロジン水和物錠100mg　　　　　　1日1錠
　　　 アトルバスタチンカルシウム水和物錠10mg　 1日1錠
　　　 リバーロキサバン錠10mg　　　　　　　　　 1日1錠
　　　 分1　朝食後　30日分

Rp.2　ベラパミル塩酸塩錠40mg　　　　　　　　1日2錠

　　　分2　朝夕食後　30日分

Rp.3　ポリスチレンスルホン酸カルシウムゼリー　1日75g

　　　分3　毎食後　30日分

※お薬手帳の表紙にCKDシールが貼付されており，過去の血清クレアチニン値が手帳の中に記載されていた。

SCr ▶ 2.45mg/dL（20XX年3月23日），2.38mg/dL（20XX年5月24日），

　　　2.49mg/dL（20XX年7月25日）

臨床検査所見

薬局窓口での会話

薬剤師▶はじめまして，薬剤師の〇〇です。本日はどうされましたか？

患　者▶2，3日前から脇腹のあたりが痛かったんだけど，今日あらためて脇腹のところを見たら水疱ができていたので皮膚科を受診したら，帯状疱疹と言われました。

薬剤師▶そうでしたか，それは大変ですね。ところで，他に何かお薬をもらって飲んでいたりしませんか？

患　者▶（お薬手帳を出しながら）いろいろ飲んでいますよ。飲み合わせは大丈夫ですか？

薬剤師▶ちなみに，このお薬手帳は病院では見せましたか？

患　者▶そういえば，病院では出さなかったよ。薬局で確認してもらえばよいかなと思って。

?? このまま調剤すると何が問題か？

#1.　患者の腎機能を考慮すると，バラシクロビルが過量投与となる可能性がある。

#2.　同時に処方されたロキソプロフェンの併用により，バラシクロビルの中毒性有害事象の発現リスクが高くなることが懸念される。

この症例の考え方

　本症例では，帯状疱疹と診断された59歳の男性に対して，バラシクロビルとロキソプロフェンが通常量で処方されています。処方箋のみから得られる情報では特に問題がないと考えられる症例ですが，患者へのインタビューにより他院からの併用薬があることがわかり，さらにお薬手帳を見ると，表紙のCKDシールと中に記載されていた血清クレアチニン値から腎機能が低下していることが確認できます。本症例のように，かかりつけ医とは別の医療機関を受診した場合，併用薬や腎機能を含めた既往歴等の確認が漏れてしまい，投与量の調節が必要な薬剤がそのまま通常量で処方されてしまうケースがあります。このようなケースこそ，患者が服用している薬剤の一元的な把握が求められている薬局薬剤師がその職能を発揮する場面ではないでしょうか。

1　腎機能に対して過量のバラシクロビルによるリスク

　お薬手帳により確認することができた20XX年7月25日の血清クレアチニン値を用いて腎機能を推算してみると，個別eGFRは22.11mL/min，CCr（Cockcroft-Gault式）は27.18mL/minとなります（※Cockcroft-Gault式での血清クレアチニン値には2.49mg/dLに0.2を加えて代入している）。バラシクロビルの添付文書[1]における腎機能に対応する投与量及び投与間隔の目安によると（Part2-10，表1参照），帯状疱疹の患者においてCCrが10～29mL/minの場合，1,000mgを24時間毎投与となっているため，本症例における処方内容は明らかに過量投与であると考えられ，減量を検討する必要があります。

　Part2-10で解説したように，バラシクロビルが腎機能に応じて減量されなかった場合，急性腎障害（acute kidney injury：AKI）やアシクロビル脳症といった中毒性有害事象の発現リスクが高くなってしまうことが考えられます。

2 他の抗ヘルペスウイルス薬への変更

　抗ヘルペスウイルス薬はバラシクロビル以外にもあるため，バラシクロビルの減量以外に他の抗ヘルペスウイルス薬への変更も検討してみましょう（詳細はPart2-10参照）。

　ファムシクロビルはアシクロビル及びバラシクロビルと比較して中毒性有害事象の発現リスクが低い可能性があるため，ファムシクロビルへの変更の提案は選択肢の一つとして考えることができます。しかし，バラシクロビルと同様に腎機能に応じた投与量の調節が必要である点に注意しましょう。

　一方，アメナメビルは腎機能に応じた投与量の調節が必要ないとされている（Part2-10，表1参照）ことから，本症例のように腎機能が低下した患者に対しては用いやすい薬剤であるといえますが，相互作用に注意が必要な薬剤です。本症例において服用中の併用薬にはCYP3Aで代謝される薬剤が多数含まれています。例えば，抗凝固薬であるリバーロキサバンは主にCYP3A4で代謝される薬剤であるため[2]，アメナメビルの服用により代謝酵素が誘導されることで効果が減弱し，血栓症の発症を抑制できなくなる可能性もあります。薬剤の変更を提案する際には，腎機能のみを考慮するのではなく，相互作用等による他の治療への影響についても十分に考慮する必要があります。

3 NSAIDs併用によるリスク

　帯状疱疹は痛みを伴うことが多いため，その治療の際にロキソプロフェン等のNSAIDsが併用されることも多いですが，NSAIDsはプロスタグランジンの生合成を阻害する作用機序をもつことから，鎮痛・抗炎症作用とともに，輸入細動脈を収縮させて腎血流量を低下させる作用があります。そのため，バラシクロビルと併用することにより，尿細管中のアシクロビルがさらに濃縮されることになり，尿細管において析出しAKIを引き起こすリスクが上昇することが考えられます。また，Inabaらのわが国の有害事象自発報告データベースを用いた検討[3]においても，NSAIDsの併用

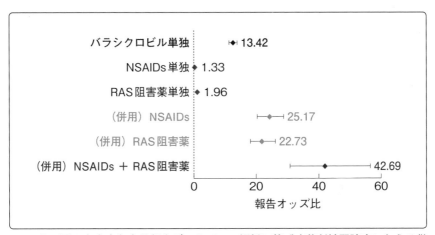

図1　**わが国の有害事象自発報告データベース解析に基づく薬剤性腎障害に与える併用薬の影響**

(Inaba I, et al, *Front Pharmacol*, 2019;10:874 を基に作成)

Case
10
抗ウイルス薬

によりAKIリスクが増加するシグナル（報告オッズ比の上昇）が検出されたことが報告されています。併せて，腎血流量を低下させるRAS阻害薬を併用した場合にもNSAIDsの併用と同様のシグナルが観察され，その3種が併用されると，さらにAKIのシグナルが強まることが示唆されています（**図1**）。

　一方で，アセトアミノフェンは腎血流量を低下させないといわれており，先ほどの報告[3]でもバラシクロビルとアセトアミノフェンとの併用において，バラシクロビル単独と比較してもシグナルの変化はみられないことが示唆されています。

4　お薬手帳に血清クレアチニン値が記載されていなかったら

　本症例では，お薬手帳に血清クレアチニン値が記載されており腎機能を推算することができたため，腎機能が低下していることに気づき，投与量等を検討することができましたが，もし検査値が記載されていなかったらどのように考えればよいでしょうか。その場合は併用薬の内容に注目してみましょう（prologue p.6参照）。高カリウム血症の患者が服用するポリ

スチレンスルホン酸カルシウムが処方されていることや，リバーロキサバンが通常量の15mgではなく10mgに減量されていること等，その内容から腎機能の低下を疑うことができます。ここに気づくことができれば，検査値が記載された用紙等を患者が持参していないか確認したり，患者に了解をとったうえでかかりつけの医療機関に血清クレアチニン値を確認する等の対応をとることができ，腎機能に応じた医薬品適正使用につなげることができます。

 ## どう対応するか？

　本症例において推算される腎機能を考慮すると，バラシクロビルが過量であるため中毒性有害事象の発現リスクが高くなることが懸念されます。疑義照会にて推算した腎機能を医師に伝えるとともにバラシクロビル1,000mgの1日1回投与，もしくはファムシクロビルの500mg 1日1回投与を提案するとよいでしょう。アメナメビルへの変更については，リバーロキサバン等併用薬との相互作用による影響を考慮すると，本症例では妥当ではないと筆者は考えます。

　また，ロキソプロフェンについてもバラシクロビルもしくはファムシクロビルとの併用による有害事象発現リスクの上昇が懸念されるため，アセトアミノフェンへの変更を提案するとよいでしょう。

 ## 症例のその後

　医師に対して処方内容の変更を提案し，バラシクロビルは1,000mgの1日1回，アセトアミノフェンは1,500mgの1日3回投与となりました。患者に対しては処方内容の変更理由とともに，夏場であることを踏まえて脱水のリスクについても説明して，しっかりと水分摂取を行いながら7日分服用して様子をみるよう指導しました。7日後，電話にて患者本人に確認したところ，特に体調等悪くなることもなく皮膚症状は改善し，神経痛も残るとこなく経過が良好であったことが確認できました。

引用文献

1) グラクソ・スミスクライン. バルトレックス錠添付文書（第15版）.
2) バイエル薬品. イグザレルト錠添付文書（第2版）.
3) Inaba I, Kondo Y, Iwasaki S, et al. Risk Evaluation for Acute Kidney Injury Induced by the Concomitant Use of Valacyclovir, Analgesics, and Renin-Angiotensin System Inhibitors: The Detection of Signals of Drug-Drug Interactions. *Front Pharmacol.* 2019;10:874. doi:10.3389/fphar.2019.00874. eCollection 2019.

（井上彰夫）

Case

10 抗ウイルス薬

211

向精神薬

▶▶ せん妄に対して精神科医からチアプリドが
過量処方されたCKDの高齢男性

患者背景

80歳男性，身長：155cm，体重：64kg

既往歴 ▶ 2型糖尿病，脳梗塞，アルツハイマー型認知症，慢性腎臓病（CKD），
甲状腺機能低下症

　過去10年以上アルツハイマー型認知症を合併しており，さらに2年前に脳
梗塞を発症し内服治療中である。認知症・脳梗塞に対する薬剤は，かかりつ
けの精神科クリニックから処方されている。

　もともと食事管理がなかなかできない患者であり，2型糖尿病を原因とし
た糖尿病性腎症にて，近医の内科クリニックからも処方を受けている。投薬
は家族が管理しているものの内服を拒むことが少なくなく，血糖コントロー
ルが不良であることも影響してか，経年的に腎機能障害が進行している。

家族歴 ▶ 特記事項なし

嗜好品 ▶ 特記事項なし

職　業 ▶ 無職

一般用医薬品・健康食品の服用 ▶ 特記事項なし

現病歴 ▶ 精神科クリニックの定期受診の際に，「ここ数週間，日中にいきなり
大声で怒鳴ることや，食欲がなく，元気がなさそうにみえることが増えてき
た。夜間には眠らずに布団の中でゴソゴソしたり，真夜中にトイレに立とう
とする等の行動が目立つようになった」こと等を患者の娘が相談した結果，
これまでの処方に加えてチアプリド錠が新規処方され，お薬手帳と処方箋を
持って患者本人と娘が来局した。

処方箋内容

Rp.1　アスピリン腸溶錠100mg　　　　　　1日1錠

　　　メマンチン塩酸塩OD錠10mg　　　　1日1錠

　　　分1　朝食後　30日分

（新規処方）

Rp.2　チアプリド塩酸塩錠25mg　　　　　1日3錠

　　　分3　毎食後　30日分

お薬手帳情報

（内科処方）

Rp.1　レボチロキシンナトリウム水和物錠50μg　1日1錠

　　　アゾセミド錠30mg　　　　　　　　1日1錠

　　　ロサルタンカリウム錠25mg　　　　1日1錠

　　　リナグリプチン錠5mg　　　　　　　1日1錠

　　　分1　朝食後　30日分

Rp.2　ラメルテオン錠8mg　　　　　　　　1日1錠

　　　ゾピクロン錠7.5mg　　　　　　　　1日1錠

　　　分1　就寝前　30日分

身体所見

血圧 ▶ 135/72mmHg　　脈拍 ▶ 60回/分　　体温 ▶ 36.0℃

臨床検査所見 （直近の内科クリニックの処方箋に記載されていた2週間前の検査値）

WBC	▶ 7,200/μL	NEUT	▶ 4,200/μL	Hb	▶ 10.3g/dL
BUN	▶ 27.9mg/dL	SCr	▶ 2.30mg/dL	Na	▶ 138mEq/L
K	▶ 4.7mEq/L	Ca	▶ 7.7mg/dL	ALB	▶ 1.9g/dL
HbA1c	▶ 7.3%				

Case
11
向精神薬

患　者▶特に変わったことはないと思います。夜あんまり寝てないとか言い方
　　　　が怖いって言われるけど，自分じゃよくわかりません。お腹はあんま
　　　　り減りません。

患者の娘▶最近，少し怒りっぽいなって思って，夜も少し部屋からゴソゴソ音が
　　　　聞こえます。いつもかかっている精神科の先生に相談したら，ちょっ
　　　　と気持ちを落ち着かせる薬を出しますねっておっしゃっていました。
　　　　脳梗塞になってから随分経つとは思います。もともと腎臓が悪いこと
　　　　は知っているように思うのですが……。お薬手帳はすみません，毎回
　　　　見せるわけではないと思います。随分長くお世話になっている先生な
　　　　ので……。

?? このまま調剤すると何が問題か？

#1. 新規に処方されたチアプリドの用量は添付文書における常用量である
　　が，本患者に適した用量なのだろうか。

#2. 本患者はADLが低く，血清クレアチニン値から推算した腎機能よりも
　　実際は悪化している可能性が懸念される。

この症例の考え方

　本症例では，脳梗塞を合併しており，アスピリンを継続処方中であることや，患者の攻撃性や抑うつ症状，徘徊行動の増加等がうかがえることから，チアプリドが処方された経緯が想像できます。一方で，内科クリニックからは，検査値が印字された処方箋が発行されており，直近2週間前の腎機能が安定していると仮定すると，かかりつけの精神科クリニックからチアプリドが新規処方される際に，患者の腎機能を考慮しているかどうか疑問がわきます。精神科クリニックからの処方薬には，メマンチン塩酸塩錠10mg/日が含まれており，腎機能障害時でも許容できる用量設定ではあるものの，腎機能に基づいて調節している用量かどうかははっきり断定できず，処方時に腎機能や薬剤の腎排泄性を確認するプロセスがなかった可能性は念頭に置く必要があります。

Case 11　向精神薬

1　チアプリド過量投与による中毒性有害事象の可能性

　チアプリドは常用量が75〜150mg/日と幅がある薬剤であり，日本腎臓病薬物療法学会の投与量一覧においては，CCr15mL/minまでなら50〜75mg/日が推奨用量とされていることから，患者の腎機能を考慮したとしても，一見今回の75mg/日が明らかな過量投与ではない可能性も考えられます。しかしながら，まずは医師が腎機能を考慮して処方した用量なのか，手元にある腎機能についての情報を踏まえて相談することが大切だと思います。そのうえで，腎機能の評価方法に少し工夫を加えることの重要性も説明するのがよいでしょう。

2　ADLが低い重度腎障害患者の腎機能評価

　高齢者で，特に活動性が低い患者の場合，筋肉量が少ないことが想定されます。筋肉量が少ない患者では，腎機能がよいこととは別の要因で血清クレアチニン値が低くなります。

　本症例の場合，Cockcroft-Gault式[1]により推算したCCrは23.2mL/min，日本腎臓学会が推奨しているeGFR式[2]により推算したGFRは20.9mL/min

となります。両推算値が近似しており，安心して投与設計に用いてよいと考えてしまいそうになりますが，ここは注意が必要です。

　一点目は，前述した筋肉量低下により，血清クレアチニン値が低くなっている可能性があるため，実際の腎機能がさらに悪い可能性がある点です。認知症や脳梗塞の既往があり，仕事もしておらず，寝ている時間が長い等の特徴がある患者ではその可能性が高いため，推算値よりも腎機能が悪いことも考慮したほうがよいでしょう。二点目は肥満時の腎機能過大評価です。この患者はBMI 26.6kg/m^{2}であり，この体格をそのまま腎機能推算に用いることで，高く見積もってしまっている可能性も考えられます（**図1**）。

　こういった筋肉量低下や肥満症例の場合は，血清シスタチンCを用いた腎機能評価も選択肢に挙がると思います。しかしながら，本症例は内科クリニックよりレボチロキシンを処方されており，甲状腺機能低下は，血清シスタチンC値に影響を与える可能性が指摘されています[3]。本症例ではそれほどでもありませんが，GFRが15mL/min/1.73m^{2}を下回る程度の末期腎不全時では，血清シスタチンC値の上昇が頭打ちになっている可能

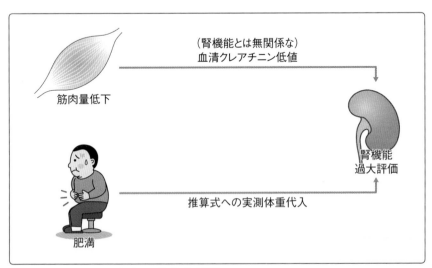

図1　筋肉量低下と肥満時の腎機能過大評価

性も指摘されています[4]。もちろん，血清シスタチンC値を用いた腎機能評価も行ったうえで，血清クレアチニン値による腎機能評価と併せて総合的に評価することができればそれに越したことはありません。しかしながら，血清シスタチンC値の変動要因を確認したうえで，血清クレアチニン値による腎機能評価に前述した二つの注意点を加味して，低めに幅をもたせる形で腎機能を評価し，投与設計に活用するというのが現実的なのではないかと考えます。

チアプリド中毒に対する対症療法薬追加による ポリファーマシー

3

チアプリドの過量投与は，パーキンソン病症候群等の錐体外路症状，不整脈発作，昏睡等の中毒性有害事象につながる可能性があります。これらの有害事象がチアプリドによるものであることを念頭に置いておかないと，さらにパーキンソン病治療薬や抗不整脈薬等が追加処方される可能性が考えられます。特に，抗ドパミン作用を示す薬剤による薬剤性パーキンソニズムは多くの薬剤でそのリスクが挙げられており（**表1**）[5]，ポリファーマシーの観点からもたびたび話題になります。チアプリドの過量投与ではなくとも高用量処方時には，こういった中毒性有害事象に対して対症療法薬が追加されポリファーマシーとなる危険性（処方カスケード）も念頭に置いて，患者状態や処方をモニターするのがよいと思われます。

表1 薬剤性パーキンソニズムを来す薬剤

作用機序	薬剤の例
ブチロフェノン系抗精神病薬	ハロペリドール等
フェノチアジン系抗精神病薬	クロルプロマジン，プロクロルペラジン等
他の非定型抗精神病薬	オランザピン，リスペリドン
ベンズアミド系薬	メトクロプラミド，スルピリド，チアプリド等
カルシウム拮抗薬・抗不整脈薬	ジルチアゼム，ベラパミル，アプリンジン等
モノアミン枯渇性降圧薬	レセルピン，α-メチルドパ

（山本悌司，*日内会誌*，2003;92(8):1467-1471を基に作成）

どう対応するか？

　本症例は，高齢の腎機能障害患者へのチアプリド過量投与が疑われたため，新規処方されたチアプリドの用量設定について精神科医師に問い合わせたところ，患者の腎機能を考慮していなかったとのことで，50mg/日・分2・朝夕食後への減量処方となりました。チアプリドの減量について医師に提案する際に，推算した腎機能よりも実際は悪化している可能性について議論することは，今後の腎機能推移に基づいたチアプリド減量の必要性についても視野に入れたテクニックの一つだと思います。

 ## 症例のその後

　1カ月後の来局の際，精神科クリニックから処方されたチアプリドは前回処方と同じ50mg/日であり，患者の娘からは「攻撃的な言動が少し減った気がする」，「少し食欲が出てきたような気もする」と，チアプリドの薬効が得られていることが示唆される内容を聞き取りました。その一方で，患者のADLが今後も大きく改善しない場合，血清クレアチニン値を用いた腎機能評価の際には，推算値よりも腎機能が悪化している可能性を念頭に置いておく必要性があります。娘には「今後も患者の活動性について教えていただけると，薬の適正使用のために役立つので助かります」と説明しました。

引用文献

1) Cockcroft DW, Gault MH. Prediction of creatinine clearance from serum creatinine. *Nephron*. 1976;16(1):31-41. doi:10.1159/000180580.

2) Matsuo S, Imai E, Horio M, et al;Collaborators developing the Japanese equation for estimated GFR. Revised equation for estimated GFR from serum creatinine in Japan. *Am J Kidney Dis*. 2009;53(6):982-992. doi:10.1053/j.ajkd.2008.12.034. Epub 2009 Apr 1.

3) Fricker M, Wiesli P, Brändle M, et al. Impact of thyroid dysfunction on serum cystatin C. *Kidney Int*. 2003;63(5):1944-1947. doi:10.1046/j.1523-1755.2003.00925.x.

4) Horio M, Imai E, Yasuda Y, et al. Performance of serum cystatin C versus serum creatinine as a marker of glomerular filtration rate as measured by inulin renal clearance. *Clin Exp Nephrol*. 2011;15(6):868-876. doi:10.1007/s10157-011-0525-y. Epub 2011 Aug 24.

5) 山本悌司. 薬剤性パーキンソニズム. *日内会誌*. 2003;92(8):1467-1471. doi:https://doi.org/10.2169/naika.92.1467

（吉田拓弥）

解熱鎮痛薬・神経疼痛治療薬・整形外科関連（抗リウマチ薬）

▶▶ メトトレキサートの過量投与が疑われる
高齢女性

患者背景

78歳女性，身長：156cm，体重：36.5kg

既往歴▶ 関節リウマチ，高血圧症，高尿酸血症，腰痛

家族歴▶ 特記事項なし

嗜好品▶ 特記事項なし

職　業▶ 無職

一般用医薬品・健康食品の服用▶特記事項なし

現病歴▶ 関節リウマチが15年ほど前から悪化し整形外科に通院しているが，
現在，症状は落ち着いている。また，腎機能低下があり，腎臓内科にも通院
している。先日は排尿痛があり，泌尿器科を受診した。問診では「最近口内
炎が治らない。しんどさがとれない。ごはんが食べられない」と訴えている。
いつもの整形外科処方を持参して来局された。

処方箋内容 （20XX年5月10日）

Rp.1　メトトレキサートカプセル2mg　　　　　　　1日2カプセル
　　　分2　朝夕食後　週1回服用（月曜日）　2日分

Rp.2　プレドニゾロン錠5mg　　　　　　　　　　　1日1錠
　　　分1　朝食後　14日分

お薬手帳情報

（泌尿器科処方）

Rp.1　スルファメトキサゾール・トリメトプリム配合錠　1日1錠
　　　分1　朝食後　7日分

（腎臓内科処方）

Rp.1　アムロジピンベシル酸塩錠2.5mg　　　1日2錠

　　　　分2　朝夕食後　14日分

Rp.2　オメプラゾール錠20mg　　　　　　　1日1錠

　　　　分1　朝食後　14日分

Rp.3　イルソグラジンマレイン酸塩錠2mg　1日2錠

　　　　分2　朝夕食後　14日分

薬局窓口での会話

患　者▶春頃からあんまり食欲がなくて，ひどい口内炎ができてからは，さら

　　　　に食欲がありません。口ものども痛くて……。今日は特にふらつきも

　　　　あります。

薬剤師▶お熱はないですか？

患　者▶熱はないけど，ふらふらするんですよ……。

薬剤師▶今日の検査結果を見せていただいてもよろしいですか？

臨床検査所見（20XX年5月10日）

SCr　▶1.5mg/dL　　　K　▶3.9mEq/L　　　Hb　▶7.1g/dL

PLT　▶$24 \times 10^3/\mu L$　　ALB　▶2.2g/dL

＊参考値：20XX－1年5月7日；SCr ▶ 1.0mg/dL　体重 ▶ 39kg

　　　　　20XX－2年5月3日；SCr ▶ 0.9mg/dL　体重 ▶ 40kg

?? このまま調剤すると何が問題か？

#1. 患者の腎機能が適切に評価されていない可能性がある。

#2. メトトレキサート（MTX）による有害事象が発現している可能性がある。

#3. 併用薬であるST合剤との相互作用が懸念される。

この症例の考え方

　患者の個別eGFRは19.64mL/minであり，かなり腎機能が低下している
ことがわかります。『関節リウマチ治療におけるメトトレキサート (MTX)
診療ガイドライン 2016年改訂版』(以下，ガイドライン) では，GFR＜
30mL/min/1.73m²は禁忌に該当しますので，このまま調剤すると有害事
象が懸念されます[1]。またアルブミン値が2.2g/dLであり，低アルブミン
血症時はMTXの減量または葉酸の併用を考慮する必要があり，処方医へ
の疑義照会は必要と思われます。

1 腎機能低下患者に対するMTX投与時の注意

　『リウマトレックス®適正使用ガイド』では死亡例の3割が禁忌症例であ
り，さらに禁忌症例のうち，腎障害あり，腎不全あり，腎障害疑いまたは
検査値異常を累計すると，9割近くが腎機能低下または腎障害の方である
と報告されています (図1)[2]。

　ここで患者の腎機能を再評価してみると，参考値の2年前の個別eGFRは
35.97mL/minで禁忌には該当していないことがわかります。一方で1年前
の個別eGFRは31.59mL/minであり，だんだん腎機能が低下してきている
ことが推察されます。処方日の個別eGFRは19.64mL/minであり，2年の
間に腎機能が低下し，さらにこの1年で体重の減少と腎機能悪化速度が速
まっていることが推察されます (図2)。

　さらに，ガイドラインでは，腎機能低下はMTXの有害事象発生の危険
因子として最も重要とされ，葉酸を併用しながら低用量より開始し，症状，
末梢血検査，肝機能等の推移を注意深く確認すると記載されています[1]。
検査値を確認してみると，Hb7.1g/dL，PLT24,000/μLで骨髄抑制状態で
あることがわかります。ガイドラインでは，骨髄抑制の重篤な場合を**表1**
のように定義しており，本症例の患者は，MTXによる重篤な骨髄抑制を
来している可能性が推察されます。

Case
12
解熱鎮痛薬・神経疼痛治療薬・整形外科関連 (抗リウマチ薬)

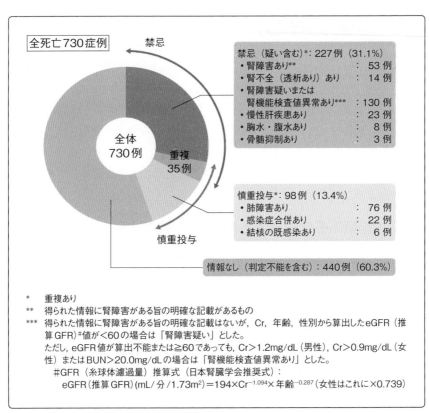

図1　リウマトレックス®の全死亡症例の内訳

(ファイザー, リウマトレックス適正使用ガイド, 2019より引用)

2 MTXと相互作用を起こしうる薬剤に注意

　患者は泌尿器科よりST合剤が処方されています。スルファメトキサゾールはP-アミノ安息香酸から二水素葉酸への合成を阻害し，トリメトプリムは二水素葉酸から四水素葉酸の過程を阻害します。また，MTXはトリメトプリムと同じ箇所を競合阻害するため（**図3**)[3]，両薬剤を併用することで，葉酸欠乏となり骨髄抑制のリスクが高まると考えられています。患者の骨髄抑制は，ST合剤の併用によりさらに進んだ可能性も否定できません。

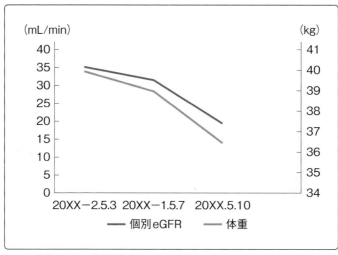

図2 本症例における個別eGFRと体重の変化

表1 MTXによる骨髄抑制が重症な場合

項 目	検査値
大球性貧血	＜8g/dL
白血球	＜1,500/mm^3
血小板	＜50,000/mm^3

（日本リウマチ学会MTX診療ガイドライン策定小委員会・編, 関節リウマチ治療におけるメトトレキサート（MTX）診療ガイドライン2016年改訂版, 羊土社, 2016を基に作成）

どう対応するか？

　患者は，15年来の関節リウマチのためMTXを長らく服用していることに加えて，腎機能は年々低下しています（体重の減少によりさらに腎機能は低下しています）。このようなケースでは，変化する腎機能を確認しながら，骨髄抑制等の有害事象が出ないようMTXの用量を調節すること，そしてMTXの有害事象予防やMTXの有害事象が出ている場合に葉酸の使用が推奨されていますので，必要に応じて葉酸の併用を提案することが

223

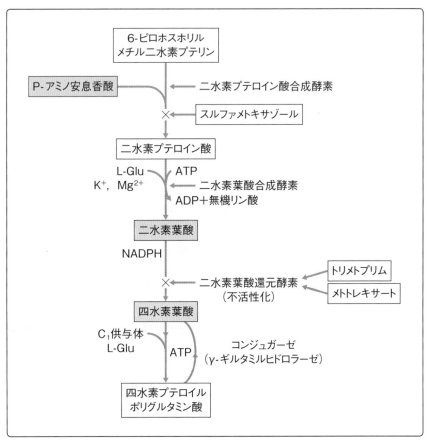

図3 葉酸代謝経路におけるST合剤とMTXの作用機序

(福室憲治, *治療*, 1994;76(9):2272-2276より引用)

求められます。

　表2に葉酸の使用法を示します。血球減少に対する葉酸併用の有効性に関してはメタ解析では証明されていませんが，葉酸併用群と非併用群のMTXの有害事象を比較した成績では統計学的に有意ではないものの，併用群では血球減少症例は1例もみられなかったという報告もあり[4]，葉酸投与は血球減少の予防・治療に一定の効果があるのではないかと考えられています。

表2　葉酸使用法

使用目的	使用を推奨するケース
MTXによる副作用の予防	副作用リスクが高い場合 ● 腎機能低下例 ● 高齢者 ● 複数のNSAID使用例
	MTX高用量（0.2mg/kg体重以上，または8mg/週以上）を投与する場合 ※上記未満の投与量では，個々に判断する
MTXによる副作用の治療	● 持続性の肝酵素（AST，ALT，ALP）高値 ● 軽度の白血球減少 ● 軽度の血小板減少 ● MCV高値を伴う貧血 ● 口内炎

用量・用法・投与開始時期	
用量・用法	原則5mg（フォリアミン®1錠）/週以下 ※副作用が改善しない場合，葉酸の増量（10mg/週まで），またはMTX減量を考慮 ※副作用が改善したがMTXの効果が減弱したときは，葉酸を減量可（1mg単位で調節） ※副作用が重篤な場合，MTX投与を中止し，ロイコボリン®レスキューを行う
投与開始時期	MTX最終服用後24〜48時間以内に投与

（日本リウマチ学会MTX診療ガイドライン策定小委員会・編, 関節リウマチ治療におけるメトトレキサート（MTX）診療ガイドライン2016年改訂版, 羊土社, 2016より引用）

また，患者との会話から「ひどい口内炎」「のどの痛み」というワードが出ています。骨髄抑制が起きている場合には「口内炎」「口腔内びらん」「喉頭痛」が出現することも多いため，その可能性を推察して検査値を見せてもらう，もしくは口内炎からMTXの有害事象を疑い，処方医と相談することも大切です。

本症例では特に重篤な骨髄抑制が疑われるため，MTXの継続の是非について，処方医に確認することが必要でしょう。

症例のその後

本症例は処方医に検査値とMTXの有害事象について確認したところ，近くの総合病院に紹介となり，MTXによる汎血球減少症との診断で入院

225

治療となりました。ロイコボリン®レスキュー療法（Part2-12参照）が実施され，汎血球減少は改善し退院しました。退院後，MTXは中止となり，サラゾスルファピリジンに変更されました。

引用文献

1) 日本リウマチ学会MTX診療ガイドライン策定小委員会・編. 関節リウマチ治療におけるメトトレキサート（MTX）診療ガイドライン2016年改訂版. 羊土社, 2016.
2) ファイザー. リウマトレックス適正使用ガイド. 2019
3) 福室憲治. メトトレキサートとST合剤の併用による血液障害. *治療*. 1994；76（9）：2272-2276, 1994.
4) Griffith SM, Fisher J, Clarke S, et al. Do patients with rheumatoid arthritis established on methotrexate and folic acid 5mg daily need to continue folic acid supplements long term? *Rheumatology (Oxford)*. 2000；39（10）：1102-1109. doi：10.1093/rheumatology/39.10.1102.

（林　八恵子）

Epilogue

広げよう，つなげよう。
実践！　腎機能チェックの輪

❶ 腎機能に基づく処方チェックは，血中濃度の最適化が目的ではない

　薬剤師が処方チェックを行う目的は，「薬剤の有効性と安全性を担保し，最適な薬物療法を提供する」ことです。腎機能に基づく処方チェックは，あくまでそのための一つの手段に過ぎません。そのためには，**"患者をよく視ること"** が大切です。患者をよく視るということは，腎機能に注意が必要な薬剤を服用中の患者であれば，薬剤有害事象の発見につながります。また，腎機能評価を行う場合，患者をよく視ることができていれば，体格や日常生活の状況を把握することで，筋肉量等まで考慮した正しい腎機能評価の実践や，患者の生活状況も踏まえて個別化された薬物療法の提案が可能となるでしょう。**処方箋と検査値の数字だけでできる腎機能に基づく処方チェックであれば，わざわざ薬剤師が確認する必要はありません**。そのようなものであれば，人工知能（AI）どころか，単純なコンピュータプログラムでも実現可能です（Column1 参照）。ぜひ，薬剤師の専門性を活かして，**"薬剤師だからこそできる腎機能チェック"** を実践してください。

❷ 積極的に周囲と連携しよう！

　少なくとも現段階では機械にはできないことの一つに，周囲との連携があります。冒頭から一貫して述べているように，保険薬局では，検査値の入手が困難であることは，事実です。しかし，連携をすることでその問題は解決する可能性があります。残念ながら現時点では，薬局薬剤師による腎機能を考慮した処方チェックが一般的であるとはいえないので，「薬局

薬剤師は検査値がないことで困っている」「検査値があれば薬局薬剤師が
よりよい薬物療法に貢献できる可能性がある」ということは，他職種に認
識されていない可能性があります。そのため，薬局薬剤師から積極的にア
プローチすることで，状況が変わる可能性があります。事実，Prologue
でも紹介しましたが，筆者が勤務していた保険薬局では，薬局薬剤師が腎
機能に基づく処方チェックを行い，疑義照会が増えたことにより，医師が
自発的に処方箋に血清クレアチニン値を記載してくれるようになるとい
う，良い変化が生じました。

　また，薬剤師同士の連携も重要です。また，ここでいう薬剤師同士の連
携は，病院薬剤師との連携だけではありません。例えば，タイミングよく
検査値を入手できた薬局薬剤師がお薬手帳に血清クレアチニン値を記載す
る，CKDシールを貼付する等を行うことにより，それを見た他科処方を
受け付けている保険薬局でも腎機能に基づいた処方チェックが可能になり
ます。このように，**腎機能に基づく処方チェックに際しての検査値情報の
共有においては，薬局薬剤師同士の連携も非常に重要**です。

　余談ですが，筆者は「薬薬連携」という言葉があまり好きではありませ
ん。それは，「薬薬連携」とわざわざいわれていること自体が，まさにい
まだ病院薬剤師と薬局薬剤師という同じ薬剤師間での連携ですら一般的で
はないことを示唆しているからです。腎機能に関連した連携の推進を介し
て，いつかこの言葉が過去のものとなることを期待しています。

 ## 本書を卒業したら，周りに広げよう

　本書は，これから腎機能に基づいた処方チェックを始める薬局薬剤師を
想定して執筆されています。そのため，実際に腎機能を考慮しながら日常
業務を行っていくうちに，本書の内容が少し物足りなくなってくる時が来
るはずです。その時は**本書から卒業して，より深い学びを始めるとともに，
ご自身がこれまでに得たことを周囲の薬剤師に伝えてください**。2018年
時点でわが国の薬局薬剤師は，約18万人ですので，本書を手にとってく
れた薬局薬剤師がたった100人であったとしても，それぞれがたった2人

の薬剤師に伝える，伝えられた薬剤師は，また新しく2人の薬剤師に伝える……という連鎖が，たった10回続くだけで，日本中の保険薬局では腎機能に基づいた処方チェックが開始されるという計算になります（あくまで理論値，ですが実現してほしい）。また，筆者らの調査研究では，薬局薬剤師による腎機能を考慮した疑義照会や処方提案の実践と「腎機能を考慮した投与量チェックが必要であることに対する意識」の間には，強い関連が認めらました。この研究からは「意識」と「実践」の因果関係は不明ですが，少なくとも伝える側の熱い気持ちがないと，伝えられた側を動かすことは難しいでしょう。だからこそ，その際には，知識だけではなく，**「薬局薬剤師こそ，腎機能を考慮した処方チェックを行わなければならない！」**というこの本を読んだ皆さんがもっているであろう熱い気持ちも一緒に伝えてください。

　本書がこのような腎機能チェックの輪が広がっていくきっかけとなれば，執筆者一同，こんなに嬉しいことはありません。

（近藤悠希）

索引 ※色文字は薬剤名

英数字

1回投与量調節法 ······················· 20
5α還元酵素阻害薬 ····················· 105
acute kidney injury（AKI）
　····························· 36, 124, 140, 151, 207
angiotensin Ⅱ receptor blocker（ARB）··· 37
angiotensin converting enzyme阻害薬
　（ACE阻害薬）···························· 37
antimicrobial resistance（AMR）··········· 118
cardiovascular disease（CVD）·············· 42
cholinesterase阻害薬（ChE阻害薬）········ 108
chronic kidney disease（CKD）·············· 2
CKD関連治療薬 ··························· 6
CKDシール ······························· 229
Cockcroft-Gault式（CG式）················ 24
COX-2選択的阻害薬 ····················· 140
COX-2非選択的阻害薬 ··················· 140
creatinine clearance（CCr）·············· 10, 24
Cys-C ·································· 29
Cys-Cを利用した日本人向けのGFR推算式··· 30
C型肝炎治療薬 ··························· 129
diabetic kidney disease（DKD）·············· 66
direct oral anticoagulant（DOAC）······ 50, 51
disease modifying anti-rheumatic
　drugs（DMARD）························ 143
DOACで注意が必要な薬物間相互作用········ 55
DPP-4阻害薬 ····························· 70
drug induced kidney injury（DKI）·········· 36
estimated glomerular filtration rate
　（eGFR）····························· 10, 24
Giusti-Hayton法 ························· 20
glomerular filtration rate（GFR）·········· 23
GLP-1受容体作動薬 ······················ 71
HMG-CoA還元酵素阻害薬 ················ 78
Jaffe法 ································· 25
janus kinase阻害薬（JAK阻害薬）·········· 144
lower urinary tract symptoms（LUTS）··· 102
minimum inhibitory concentration（MIC）
　····································· 113
MTX ································· 143, 221
non-steroidal anti-inflammatory drugs
　（NSAIDs）······················ 37, 139, 151
OTC医薬品 ····························· 98
overactive bladder（OAB）·········· 102, 106
PDE5阻害薬 ····························· 105
PK/PD ································· 112
post-antibiotic effect（PAE）·············· 117

proton pump inhibitor（PPI）·············· 99
renin-angiotensin system阻害薬
　（RAS阻害薬）···························· 42
serum creatinine値（S-Cr値）·············· 24
SGLT2阻害薬 ·························· 72, 168
ST合剤 ································· 118
sulfamethoxazole ····················· 118
SU薬 ································· 68
trimethoprim ························· 118
Triple whammy ·············· 45, 140, 152
tumor lysis syndrome（TLS）·············· 37

その他

α₁受容体遮断薬 ························· 103
α-グルコシダーゼ阻害薬 ················· 69
β₃受容体作動薬 ························· 107
β-ラクタム系抗菌薬 ····················· 115

あ行

アカルボース ··························· 69
アシクロビル ······················ 37, 123
アシクロビル脳症 ······················· 124
アジスロマイシン水和物 ················· 116
アセトアミノフェン ····················· 142
アピキサバン ··························· 53
アマンタジン塩酸塩 ················ 128, 134
アミトリプチリン塩酸塩 ················· 140
アメナメビル ··························· 126
アルブミン尿 ··························· 8
アログリプチン安息香酸塩 ··············· 167
アロプリノール ···················· 19, 88, 179
アンジオテンシンⅡ受容体拮抗薬 ·········· 37
アンジオテンシン変換酵素阻害薬 ·········· 37
イヌリン ······························· 23
イミダフェナシン ······················· 106
イミプラミン塩酸塩 ····················· 133
インクレチン ··························· 71
インスリン製剤 ························· 67
エキセナチド ··························· 71
エドキサバントシル酸塩水和物 ··········· 53
エプレレノン ··························· 35
エリスロマイシン ······················· 116
エルバスビル ··························· 130
オキシブチニン塩酸塩 ··················· 106
オキシプリノール ······················· 88
オセルタミビルリン酸塩 ················· 128

オピオイド鎮痛薬 ······················· 140
オマリグリプチン ······················· 70

か行

過活動膀胱 ··························· 102, 106
隠れ腎機能低下 ······················ 10, 157
活性代謝物 ······························ 19
カナグリフロジン水和物 ················· 168
ガバペンチン ······················· 135, 140
下部尿路症状 ··························· 102
肝代謝型薬剤 ···························· 19
疑義照会 ································· 4
偽性腎障害 ···················· 97, 118, 186
季節的な腎機能の変動 ··················· 150
キノロン系抗菌薬 ······················· 117
球形吸着炭 ······························ 6
急性腎障害 ··········· 36, 124, 140, 151, 207
強心配糖体 ······························ 61
虚血性腎障害 ··························· 142
金製剤 ································· 143
グラゾプレビル水和物 ··················· 130
クラリスロマイシン ····················· 116
グリクラジド ···························· 68
グリベンクラミド ························ 68
グリメピリド ···························· 68
クレアチニン ···························· 10
クレアチニンクリアランス ··············· 10, 24
血清クレアチニン値 ····················· 10, 24
血糖降下薬の配合剤 ····················· 74
高カリウム血症 ·························· 44
抗コリン薬 ···························· 106
酵素法 ································· 25
抗ヘルペスウイルス薬 ··················· 122
高齢者 ······························· 3, 6
骨髄抑制 ······························ 143
コデインリン酸塩水和物 ················· 134
コハク酸ソリフェナシン ················· 106
個別推算糸球体濾過量（eGFR）··········· 25, 26
コリンエステラーゼ阻害薬 ··············· 108
コリン作動性クリーゼ ··················· 195

さ行

最小発育阻止濃度 ······················· 113
酸化マグネシウム ······················· 203
時間依存性抗菌薬 ······················· 113
ジギタリス中毒症状 ····················· 58
糸球体濾過量 ··························· 23
シクロスポリン ······················ 81, 173
ジゴキシン ······························ 61
ジゴキシン初期投与ノモグラム ··········· 63

シスタチンC ···························· 28
ジスチグミン臭化物 ··················· 108, 195
シスプラチン ···························· 37
ジソピラミド ························· 19, 59
ジソピラミド有害事象 ··················· 58
疾患修飾性抗リウマチ薬 ················· 143
実際の腎機能 ··························· 27
ジペプチジルペプチダーゼ-4阻害薬 ······· 70
シベンゾリンコハク酸塩 ················ 59, 161
シベンゾリン初期投与ノモグラム ········· 162
シベンゾリン中毒 ······················· 161
シベンゾリン中毒症状 ··················· 58
シメチジン ··························· 97, 186
腫瘍崩壊症候群 ·························· 37
処方監査 ································· 4
シロドシン ····························· 103
腎移植 ································· 174
腎機能評価方法 ·························· 30
心血管疾患 ····························· 42
腎後性（急性）腎障害 ··················· 36, 124
腎性（急性）腎障害 ····················· 36
腎前性（急性）腎障害 ··················· 36, 139
腎動脈狭窄 ····························· 47
腎排泄型薬剤 ························· 16, 34
腎排泄寄与率 ··························· 16
腎保護メカニズム ······················· 42
推算クレアチニンクリアランス（CCr）····· 25
推算糸球体濾過量 ····················· 10, 24
推奨降圧薬 ····························· 44
スタチン系薬剤 ·························· 78
スタチン系薬剤の薬物間相互作用 ········· 80
スルピリド ····························· 133
スルファメトキサゾール ················· 118
スルファメトキサゾール・トリメトプリム ··· 118
セレコキシブ ··························· 140
全身循環 ······························· 16
前立腺肥大症 ··························· 103

た行

帯状疱疹 ······························· 208
タダラフィル ··························· 105
脱水 ································· 150
ダビガトランエテキシラートメタンスルホン
　酸塩 ······························· 51, 156
タムスロシン塩酸塩 ····················· 103
チアゾリジン系薬 ······················· 69
チアプリド塩酸塩 ··················· 133, 215
チアプリド中毒 ·························· 217
直接経口抗凝固薬 ······················· 50
テネリグリプチン臭化水素酸塩水和物 ······· 70
テノホビル ····························· 129

デュタステリド ……………………… 105
デュラグルチド ……………………… 72
デュロキセチン塩酸塩 ……………… 140
添付文書の減量基準 ………………… 38
糖尿病 …………………………………… 8
糖尿病性腎症 …………………………… 8
糖尿病性腎臓病 ……………………… 66
糖尿病の三大合併症 …………………… 9
投与間隔調節法 ……………………… 20
トピロキソスタット ………………… 90
トファシチニブクエン酸塩 ………… 144
トラマドール塩酸塩 ………… 140, 142
トリメトプリム ……………………… 118
トルテロジン酒石酸塩 ……………… 107
トレラグリプチンコハク酸塩 ……… 70

な行

ナテグリニド …………………………… 68
尿酸生成抑制薬 ……………………… 86
尿酸排泄促進薬 ……………………… 86
尿中未変化体排泄率 ………………… 16
濃度依存性抗菌薬 …………………… 113

は行

バイオアベイラビリティ …………… 17
バラシクロビル塩酸塩 ……… 6, 37, 124, 207
バリシチニブ ………………………… 144
ピオグリタゾン塩酸塩 ……………… 69
ビグアナイド系薬 …………………… 69
非ステロイド性抗炎症薬 …………… 37
ピタバスタチンカルシウム ……… 80, 173
ビベグロン …………………………… 108
標準化推算糸球体濾過量（eGFR）…… 25, 26
ピルシカイニド塩酸塩水和物 ……… 60
ピルシカイニド初期投与ノモグラム … 60
ファムシクロビル …………………… 126
ファモチジン ………………… 17, 21, 95
フィブラート系薬剤 ………………… 82
フィブラート系薬剤の薬物間相互作用 … 82
フェソテロジンフマル酸塩 ………… 107
フェノフィブラート ………………… 82
フェブキソスタット ………………… 89
ブシラミン …………………………… 143
ブプレノルフィン …………………… 142
ブホルミン塩酸塩 …………………… 70
プラゾシン塩酸塩 …………………… 103
プラミペキソール塩酸塩水和物 …… 134
プレガバリン ………………… 135, 140
プロカインアミド塩酸塩 …………… 19
プロトンポンプ阻害薬 ……………… 99

ベザフィブラート …………………… 82
ペニシラミン ………………………… 143
ペマフィブラート …………………… 82
ペラミビル水和物 …………………… 129
ペンシクロビル ……………………… 126
ベンズアミド誘導体 ………………… 132
ベンズブロマロン …………………… 90
ボグリボース ………………………… 69
補正係数 ……………………………… 20
補正体重 ……………………………… 25

ま行

マクロライド系抗菌薬 ……………… 116
慢性腎臓病 ……………………………… 2
ミグリトール ………………………… 69
ミチグリニドカルシウム水和物 …… 68
ミラベグロン ………………………… 108
メトトレキサート …………… 143, 221
メトホルミン塩酸塩 ………………… 70
モキシフロキサシン塩酸塩 ………… 117
目標血圧 ……………………………… 43
モルヒネ ……………………… 19, 134

や行

薬剤性腎障害 ………………………… 36
薬剤耐性 ……………………………… 118
ヤッフェ法 …………………………… 25
葉酸 …………………………………… 143
葉酸代謝経路 ………………………… 224

ら・わ行

ラフチジン …………………………… 97
リキシセナチド ……………………… 71
リスペリドン ………………………… 134
理想体重 ……………………………… 25
リナグリプチン ……………………… 70
リバーロキサバン …………………… 53
リバビリン …………………………… 129
リラグルチド ………………………… 72
リン吸着剤 ……………………………… 6
レニン・アンジオテンシン系阻害薬 … 42
レパグリニド ………………………… 69
レボセチリジン塩酸塩 ……………… 185
レボフロキサシン水和物 … 21, 117, 200
ロイコボリンレスキュー療法 ……… 144
ロキシスロマイシン ………………… 116
ロスバスタチンカルシウム ………… 79
ワルファリンカリウム ……… 35, 56

腎と薬のファーストレッスン

定価　本体2,800円（税別）

2021年 8 月30日　発　行
2021年12月30日　第 2 刷発行

編　著　　　近藤 悠希（こんどう ゆうき）

発行人　　　武田 信

発行所　　　株式会社 じ ほ う

　　　　　　101-8421　東京都千代田区神田猿楽町1-5-15（猿楽町SSビル）
　　　　　　電話 編集 03-3233-6361　販売 03-3233-6333
　　　　　　振替 00190-0-900481
　　　　　　＜大阪支局＞
　　　　　　541-0044　大阪市中央区伏見町2-1-1（三井住友銀行高麗橋ビル）
　　　　　　電話 06-6231-7061

©2021　　　　　　　　　　組版 クニメディア（株）　　印刷 音羽印刷（株）
Printed in Japan

万一落丁，乱丁の場合は，お取替えいたします。

ISBN 978-4-8407-5373-9